JN001446

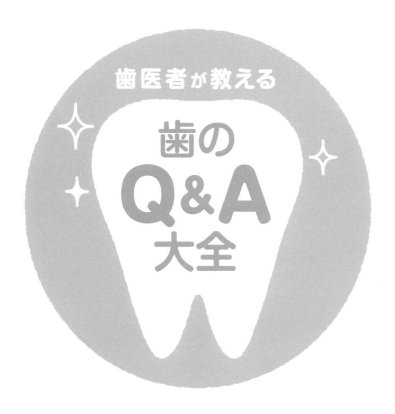

歯医者が教える

歯の
Q&A
大全

コンシェルクリニックグループ

代表 小谷 航
Wataru Kotani

クロスメディア・パブリッシング

　はじめまして、この本を手に取っていただきありがとうございます。

　歯科医師の小谷航（こたにわたる）と申します。私は、顎顔面領域（がくがんめん）（上下の歯と口を含めた顎全体の領域）を専門とする医科歯科クリニックグループであるコンシェルクリニックグループの代表を務めております。グループとして、「コンシェル歯科クリニック新宿本院」「市ヶ谷コンシェル歯科クリニック」「金町コンシェル歯科クリニック」「コンシェルこまえ耳鼻科クリニック」「id 美容クリニック」「東村山歯科・矯正歯科」「コンシェルデンタルラボ」などを複数展開しています。これからも、医療の発展のために多くの医院を開設するとともに多様なサービスを提供していこうと考えています。

　私は日々の歯科治療を通して、超高齢化社会を迎える日本で、なにかしらの病気を抱えながら歯やお口に関する悩みをお持ちの方が増えてきていることに懸念を抱いています。そのため、医科クリニックを併設することで、全身的な心配を払拭し、大学病院と同じような安心感で歯科治療を受けていただけることが、今後は必要になってくると考えています。

　また、現在ニーズが急上昇している美容・審美歯科についても、歯の白さや歯並びにこだわるだけでなく、笑顔をはじめ、顔全体のバランスなどを考えなければなりません。その形成外科的なアプローチも必要不可欠と考えており、韓国式の美容医療にも携わっています。

いつも患者さんには「歯」と「体」が健康であることの大切さを説明していますが、もともと自分の体に備わっているものだけに、なかなか大切さを実感されない方もいらっしゃることは確かです。

　私は歯と体の健康の間には相関関係があると考えています。なぜなら、歯は口内の一部で、口は最初の消化器と解釈することができるからです。医科クリニックの医師と話をする際にも、患者さんが病気を患ったときに元気になるか否かは「口からご飯が食べられるようになるかどうか」だという話を聞きます。歯を失った状態だと、栄養のあるものを噛み砕いて小さくすることができず、次の消化器への負担が増えてしまいます。そのため、口の健康は体の健康に大きく影響しているのです。

　歯に関しては、虫歯になり失ってはじめて「健康な歯の価値」に気づく人が大半です。ただ、虫歯になっても、慌てる必要はありません。医療が発達した現代の日本では、手軽に歯科治療が受けられます。今や、歯科医院はコンビニの数より多いといわれているほどです。しかし、乱立した歯科医院のなかには、知識や経験が不十分な歯科医やスタッフの治療により、「虫歯の状態が悪化した」「高額な治療費で生活費を圧迫している。これでは歯の治療を諦めざるを得ない」など、患者さんの悲しい声を聞くことも多々あります。

　そうしているうちに、健康的な体で生活を営むのに歯は必要不可欠だということがわかってきました。

実際、生活の上で歯には多くの役割があります。摂食・嚥下・発音・咀嚼などです。前述のように、歯の存在する口腔という組織は人間の消化器のトップバッターなので、ここのコンディションが悪いと体というチームが機能しなくなるのは明白です。

　動物は歯が摩耗してくると口からものを食べられなくなり、弱っていき、やがて体力が落ちて死んでいきます。人間は歯を失った場合にそれを補う方法を今までの臨床的な試行錯誤からつくり上げてきました。歯を失っても体力が落ちないように工夫してきたのです。

　歯科治療は、オーダーメイドといえるほど個人の事情を反映した治療です。被せ物ひとつとっても必ずしも「高価だからいい」とはいえません。患者さんのライフスタイル、治療後のメンテナンスに頻繁に来られるのか、歯磨きの際にどんなブラッシングの癖があるのかなど、さまざまな側面から見て最適な治療法を探していく必要があるのです。

　そのためには、歯科医だけでなく患者さんにも前向きに治療に参加していただく必要があります。それには信頼のおける歯科医との出会いは重要です。コミュニケーションが円滑に取れる歯科医であれば、不安のない治療を受けられるでしょう。

　この本は、「歯の基本的な知識」から、「歯の治療法」「正しい歯磨きのしかた」「いい歯医者の選び方」など一般的な歯にまつわる知識をイラストを交えてまとめたものです。この本を読めば、自分の歯になにが起こっているのか、歯科医はどのような基準で治療を判断しているのか、なぜその値段なのか、どのような歯科

医に診てもらえば後悔のない治療になるのかがわかります。

　これからの長い人生、歯と体、どちらかが健康でない場合、幸せは半減してしまうと私は考えています。歯の痛みを感じながらの食事はおいしく感じませんし、歯が欠けたままデートに行くのは恥ずかしいですよね。口臭が気になりながら授業参観に参加するのは忍びないですし、歯並びがコンプレックスの場合、思いっきり笑うことを躊躇してしまうでしょう。もちろん、体が元気でなければ生活自体が不自由に感じられるかと思います。

　そうした意味では「歯と体の健康」そのものが「幸せ」だといっても過言ではありません。みなさんが充実した生活を送るためには、まず「歯と体の健康」が欠かせないのです。日本は諸外国に比べて長寿国ですが、いつまでも自分の歯で生活できるようにしたいですね。その思いを、われわれ歯科医はサポートします。
　また、歯科治療中に体に関する懸念を感じたり、歯の調子を崩したのを機に、体全体の健康を取り戻すために、当グループのような医科クリニックを受診されるのもいいかと思います。
「歯医者に行くのが嫌」と感じる人も多いと思いますが、この本を通して「歯」や「歯科医院」への理解を深めつつ、歯の健康から体の健康へとつなげていただければ幸いです。

　本の感想や、ご不明点はお気軽にお知らせくださいね。

2021 年 8 月吉日　小谷 航

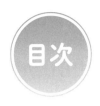

歯医者が教える
歯のQ＆A大全

目次

第 1 章

無視できない！
あなたをむしばむ虫歯のこと

第2章
歯が抜けたり、欠けたりしたら どうすればいいの？

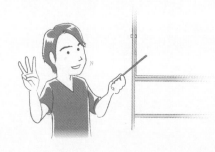

第 **3** 章

歯磨きにまつわる
エトセトラ

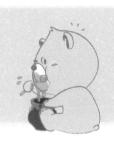

第 **4** 章
歯の病気に まつわるお話

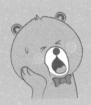

第5章

矯正・セラミック・ホワイトニングについて

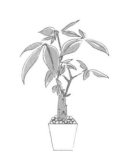

第 6 章

歯医者との もっといい付き合い方

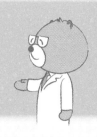

第 **1** 章

無視できない！
あなたをむしばむ
虫歯のこと

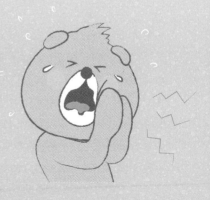

Q1. どうしてちゃんと歯磨きしているのに虫歯になるの？

A. 虫歯は、磨き残しによるものがほとんど。「ちゃんと磨けている」と感じるのは、清涼感のある歯磨き粉によるものかも。一度、ブラッシングを歯科医に見てもらいましょう！

虫歯のメカニズムとは？

　この本をお読みのみなさんのなかにも、毎日歯磨きをしているのに虫歯になった経験のある人がいらっしゃるのではないでしょうか。診察でも「ちゃんと歯磨きしているのになんで虫歯になるの？」という会話は、毎日のように行われます。虫歯になる原因はシンプルで、「口内に細菌と細菌のエサがあるから」です。歯磨きは、それを除去する役割なのですが、不完全な歯磨きだと虫歯になってしまいます。

　もう少し詳しく虫歯になるメカニズムを説明します。
　口のなかにいる細菌には、「虫歯菌」と「歯周病菌」と「常在菌」の3つがあります。主に虫歯の原因となるのは虫歯菌で、砂糖を主な栄養源としており、口中で滞在中に歯を溶かす"酸"を放出します。この虫歯菌の量が増えれば増えるほど、放出される"酸"の量も増えるので、歯のエナメル質（歯の外側をおおう硬い組織）や象牙質（エナメル質より内側にある組織）が虫歯になります。

　甘いものをよく食べたり、歯にくっつきやすいキャラメルやキャンディー、砂糖入りの飲料を好む人は、それだけ口内に虫歯菌のエサとなる砂糖が豊富ですので、虫歯になりやすくなります。

　もうひとつ、虫歯のなりやすさは食生活だけでなく、歯並びや生まれつきの歯のエナメル質の丈夫さも関係があります。
　例えば、歯並びが悪く一部凹んでいるようなくぼみがある場合は、時間をかけて丁寧に磨いても歯ブラシが届きにくいので、汚れが溜まってしまい虫歯になりやすいです。
　また、ご自身の歯磨きの癖で、「同じところばかり磨いてしまう」「奥歯までちゃんと歯ブラシが届いていない」などブラッシングに偏りがある場合は、汚れを除去できないため虫歯になりやすくなります。

唾液を出すことも重要！

　自己流で磨いている場合、なかなか癖に気づけないので、虫歯治療とともに正しいブラッシング法を教えてもらいましょう。この本でも何度もお伝えしますが、結局「歯磨き」が一番重要です。
　歯磨きがきちんとできていれば、年をとっても自分の歯でおいしい食事が楽しめますし、見た目の美しさもキープできます。歯磨きがきちんとできていれば、避けられる口内トラブルはたくさんありますよ。歯医者と患者さんは二人三脚でお口のトラブルを治すパートナーなのです。

　虫歯になりにくくなる方法があれば知りたいですよね。実は誰

でも今すぐできる方法があります。それは「唾液を出すこと」です。

　通常、口のなかは「中性」ですが、食事をすると一気に「酸性」へと変化します。酸性の状態が長く続くほど、歯が溶けやすくなり、虫歯になるリスクが高まりますが、唾液には酸性を中性に戻す「重炭酸塩」という成分が含まれていて、口内が酸性になっても中性に戻す働きがあります。

　ですので、唾液が出れば出るほど虫歯になりにくい環境になります。唾液を出すためには、水分を摂取することが重要になってきます。寝る前や歯磨きをしたあとなどに水分を摂ると効果的です。ただし、利尿作用があるコーヒー・緑茶・アルコールなどは逆効果になってしまうので、注意しましょう。

　また、ご高齢の方や高血圧などの持病がある方は加齢や薬の副作用により唾液を出す機能が低下している場合があります。お年を重ねられた方で急に虫歯が増えたという方は唾液の量が減っている可能性があります。

　口内は本来、水気を多く含む湿潤な環境であることが理想的で、人口唾液を使用したり、粘膜保湿剤を使用することで、口のなかを保湿していきましょう。

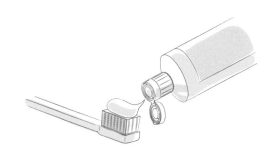

Q2. 虫歯を放置すると、 どうなるの？

A.

口臭がひどくなる、顎の骨に膿（うみ）が溜まる、全身疾患への影響、などがあります。最悪の場合は死に至ることも。

放置した虫歯が引き起こす代表的な症状

　怖いお答えになってしまいましたが、虫歯を放置していいことはひとつもありません。むしろ、痛みや治療期間の長期化、費用面など患者さんの負担が増えるだけです。ここでは、虫歯を放置することで起こるさまざまな症状をお伝えします。

●歯原性菌血症

　口内の傷、歯茎（はぐき）の傷から血中に口内細菌が侵入し、血流にのって全身へめぐる状態のことを示します。良好な健康状態であれば、すぐさま状態が悪化することはありませんが、体調を崩したり、持病がある人は免疫機能が機能せず「脳梗塞（こうそく）」「心筋梗塞」「動脈硬化」などの症状を引き起こしたりします。全身をめぐる細菌に体の免疫機構が敗北すると最悪、死に至る場合もあります。

●根尖性歯周炎

　虫歯が進行し、神経が壊死（えし）して細菌が歯の内部の骨である歯髄（しずい）まで到達すると、歯髄が死んで「歯髄壊死」の状態になります。

さらに放置を続けると、壊死した歯髄の腐敗がはじまり「歯髄壊疽」の状態になります。

やがて、細菌は歯の根っこ（歯根）まで到達し、歯根の先端で炎症を起こします。歯を支えている顎の骨が溶けているため、強い痛み、腫れ、発熱、吐き気などの症状が現れることがあります。

さらに進行すると、歯根の先端に膿が溜まり、膿が溜まった部分が赤く腫れあがったり、歯茎にできた穴から口内に出てきたり、皮膚に穴ができて膿が外へ出てくることも。根尖性歯周炎が悪化し、体の中に生じた病的嚢胞（体内にできる液体を含む袋状のもの）を形成してしまうと、菌をなくすための抗生物質の点滴が必要となるため、歯科医院ではなく大学病院にて入院治療となることもあります。

そのうえ重症な場合、上顎では眼や脳への影響もあることもわかっています。最悪の場合は、敗血症を起こして命を落とすことも。とくに糖尿病の持病がある人は、虫歯や歯周病の進行が早くなることがわかっていますので早期の治療が重要です。

日々のケアが早期発見にもつながる

虫歯の進行が進み、やむをえず歯を抜かなくてはいけなくなることがあります。歯を抜くと、その歯を補うために「入れ歯」「ブリッジ」「インプラント」などの治療が必要になります。

噛み合わせにも影響するので、歯を抜いたところをそのままにしていると、歯が倒れてきたり、飛び出してきたりします。

しかし、どの治療も一生ものではありませんので、メンテナン

スが重要なのです。そうなるとまた費用や時間もかかります。

　人間誰しもが、年を重ねていくことで歯がもろく、弱くなってしまいます。それにより歯のトラブルが起こることは仕方がないことですが、比較的若いうちは日頃の歯磨きでそのリスクは大幅に抑えられます。しっかりケアして、異常を感じなくても定期的に歯科医院で歯を診てもらいましょう。虫歯や歯周病の早期発見があなたの歯を救うことになりますよ。

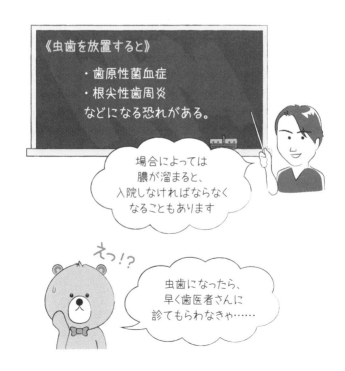

《虫歯を放置すると》

・歯原性菌血症
・根尖性歯周炎
などになる恐れがある。

場合によっては
膿が溜まると、
入院しなければならなく
なることもあります

えっ!?

虫歯になったら、
早く歯医者さんに
診てもらわなきゃ……

Q3. 歯磨き以外の虫歯予防ってあるの？

A.

口内洗浄液、デンタルフロス、歯間ブラシを
歯磨き＋αアイテムとして取り入れましょう。

正しい歯磨きが一番重要！

　虫歯予防のために、歯磨きだけでなく＋αアイテムでケアするのはとても効果的ですよ。例えば、「デンタルフロス」。市販の歯ブラシでも、毛先の"極細"を謳っているものもありますが、どうしても限界があります。デンタルフロスは、歯ブラシの毛先よりも細いので簡単に歯間に入り込み、楽に汚れを落とすことができます。

　ある調査では、歯ブラシによる歯垢の除去率は全体の6割程度で、加えてデンタルフロスを行うと2割高まり、歯垢の除去率は8割以上になるともいわれています。

　たまに患者さんに「デンタルフロスを使い続けると歯と歯に隙間ができて汚れが詰まりやすくなって、逆に虫歯になりやすくなりませんか？」と聞かれることがあります。

　確かに、大きな糸のようなものを歯間に入れて長い間放置すると歯と歯の間に隙間ができるかもしれません。しかし、デンタルフロスは非常に細く、お掃除程度に歯間に入れる分には隙間が広

がることはありません。安心して使ってくださいね。食事後、爪楊枝で歯に詰まったものを取る人も多いですが、歯石を取ることができません。

歯石は「石」というだけあって石のような硬さなのに対して、爪楊枝は木なのでやわらかいからです。大きな塊になっている歯石に力をかけてパキッと取れることはあるかもしれませんが、きれいに歯石を取ることは不可能です。爪楊枝で部分的に取ることはできても、高確率で歯茎を傷つけるので、おすすめはできません。

キシリトールは虫歯の予防になる？

また、「キシリトール」入りのガムを上手に用いることで、口内を虫歯になりにくい環境にすることもできます。前述した通り、口内細菌の虫歯菌は砂糖をエサに繁殖していきます。キシリトールは虫歯菌のエサになりますが、虫歯菌はキシリトールを分解できず、栄養とすることができません。分解しようとするエネルギーを無駄に使わせることにより、虫歯菌が減っていくという仕組みなのです。

さらに、ガムを噛むことで唾液を分泌させて、お口のなかを酸性から中性に戻す働きを促せます。ただし、すべてのキシリトール配合のガムに砂糖が含まれていないとは限らないので、商品を選ぶ際は注意してくださいね。

Q4. 虫歯になりにくい食べ物って あるの？

A. 基本的に砂糖を含まない食べ物。また、チーズや卵は歯の表面のエナメル層を形成し、強く硬く（石灰化）します。

「これを食べていれば、虫歯にならない」というような夢のような食べ物はありません。でも、歯の栄養になる食べ物で歯を強くすることはできます。以下の成分表を食生活の参考にしてみてください。食事後の歯磨きを怠ると、虫歯の原因となり本末転倒ですのでくれぐれも歯磨きは忘れずに。

- ●歯の表面を修復する働きがある「フッ素」を含むもの
  ➡牛肉・りんご・ワカメ・お茶・味噌など
- ●歯の原料となる「カルシウム」を含むもの
  ➡乳製品・小魚・大豆・ひじき・小松菜など
- ●歯の石灰化を助ける「リン」を含むもの
  ➡チーズ・卵など
- ●歯の基礎となる「たんぱく質」を多く含むもの
  ➡牛乳・魚・卵・豆腐など
- ●カルシウムの代謝を助ける「ビタミンD」を含むもの
  ➡牛乳・卵・チーズ・ひじきなど
- ●エナメル質を強化する「ビタミンA」を含むもの
  ➡豚肉・レバー・かぼちゃ・人参・卵・ほうれん草など
- ●象牙質を作る「ビタミンC」を含むもの
  ➡みかん・レモン・ブロッコリー・ピーマンなど

Q5. 虫歯になりやすい食べ物って あるの？

A.

「砂糖を含むもの全般」です。食べ物以外に、炭酸飲料や缶コーヒーも含まれます。

では、逆に虫歯に"なりやすい"食べ物ってあるのでしょうか。

ここまで何度かお伝えしている通り、「砂糖を含むもの全般」です。悲しいかな、甘くておいしいものは虫歯になりやすいのですね……。

粘着質のあるものや飲み物に注意！

加えて、粘着質があるものは、歯の表面に残りやすいので最も虫歯になりやすい食べ物といえるでしょう。例えばキャラメルやキャンディーは、虫歯予防において最も避けるべき食べ物です。塩気が多いポテトチップスのようなスナック菓子は、砂糖が含まれていないと思いがちですが、糖分を多く含むジャガイモやサツマイモでつくられているので虫歯菌のエサとなります。また、フルーツにも糖分が多く含まれていますが、とくに柑橘系には"酸"も含まれています。この酸は、非常に強く、歯を溶かす作用があります。

飲み物にも注意が必要です。

私たちは、砂糖を多く含む炭酸飲料やスポーツ飲料、砂糖たっぷりの缶コーヒーなど食べ物以外でも砂糖を摂取しています。また、ワインも酸性が強いので歯を溶かす作用があります。今は100円程度で、手軽にこれらの飲料が購入できますので、飲むことが習慣になっている方もいらっしゃるのではないでしょうか。

　好きなものを食べたり、飲んだりすることはストレス発散になりますし、毎日の食事メニューから砂糖を完全に排除した食事をするのは現実的ではありません。なので、そこまでシビアに考える必要はないですが、危険性だけでも頭に入れておくだけで「あ、このままだと虫歯になりやすいから、あとで歯磨きしなきゃ」と虫歯予防の意識を高めることが大切です。

大切なのはなにを食べるかではなく、どう食べるか

　過去に、患者さんから「牛乳は歯にいいから寝る前に飲んだほうがいいですか？」と聞かれたことがあります。確かに牛乳には歯にいい影響を与えるカルシウムが配合されていますが「乳糖」という糖も入っています。寝る前に、なにかを食べたり飲んだりしてそのまま寝て虫歯予防になることはありません。寝ている間は唾液がほとんど分泌されないため、虫歯菌を洗い流すことができず、口のなかで繁殖しやすい環境になってしまいます。そのため、寝る前は必ず歯磨きをして清潔にしておきましょう。

　虫歯予防には"なにを食べるか"も重要ですが"どう食べるか"にも気を配ってほしいところです。

食事をすると、口内が酸性に傾きます。その状態が長く続くほど、虫歯になりやすいので、ダラダラと食事をするのも NG です。スマホをいじり「ながら」、TV を観「ながら」食事をすると、どうしても食事時間が長くなり、食べ物が口内に長くとどまるので酸性の時間が長くなります。また、意識が食事に集中しないことで満腹を感じにくくなり、食事の量も増えます。「ながら食べ」をしないことは虫歯予防となるだけでなく、太りやすくなることも防げますよ。

また、よく噛むことで唾液を多く分泌させることも効果的です。よく食べ物を噛むことを意識すると、唾液がより分泌されます。またよく噛むことで満腹にもなりやすいので、過食も防げて広い意味で健康にいいのです。ひと口 30 回を目安によく噛んで食事を楽しみましょう！

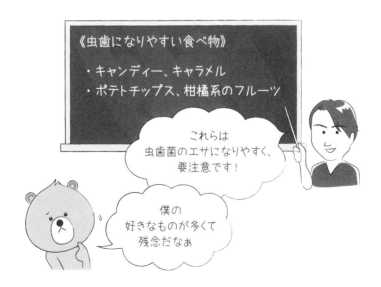

《虫歯になりやすい食べ物》

・キャンディー、キャラメル
・ポテトチップス、柑橘系のフルーツ

これらは
虫歯菌のエサになりやすく、
要注意です！

僕の
好きなものが多くて
残念だなあ

Q6.
フッ素ってどんなもの？

A. フッ素は、歯の再石灰化を促し、歯を強く硬くするとともに、細菌の育成、酸の発生を抑制する働きがあります。定期的に塗布すると、虫歯リスクを抑えられます。

🦷 フッ素を虫歯に用いると……

　フッ素は、細菌で溶けかかった歯の表面に塗布することで歯の表面を修復する働きがあります。この働きを「再石灰化」と呼びます。初期段階の虫歯の場合、小さな穴が開いている程度の治療は、フッ素を塗布して再石灰化を促すことで元の状態に戻ることがあります。また、フッ素には細菌が発生する酸の量を抑制する働きがあることもわかっています。

　フッ素は、定期的に歯科医院にてコーティングするほかフッ素配合の歯磨き粉を使用すれば塗布できます。ただ、市販されている歯磨き粉に配合されているフッ素の濃度の平均は 500 〜 1,500ppm ほどで、歯科医院で使用されているフッ素は主に約 10,000ppm です。10,000ppm ほどの高濃度のフッ素は、歯科医院でしか取り扱いができないものなので、より効果を狙うなら歯科医院に行ってフッ素コーティングをしてもらいましょう。

　ちなみに、市販されている歯磨き粉のなかで個人的におすすめなのは「ライオン チェックアップスタンダード」です。1,450ppmのフッ素配合で、市販のなかでは高濃度のものに分類されます。低濃度のフッ素でも毎日使用することで、歯を細菌から守ることが可能なので、ぜひ試してみてくださいね。

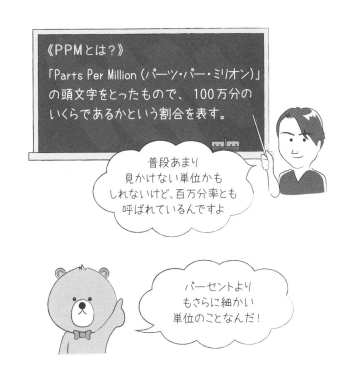

《PPMとは？》
「Parts Per Million（パーツ・パー・ミリオン）」の頭文字をとったもので、100万分のいくらであるかという割合を表す。

普段あまり見かけない単位かもしれないけど、百万分率とも呼ばれているんですよ

パーセントよりもさらに細かい単位のことなんだ！

Q7. 虫歯の治療って痛いの？

A. 虫歯の進行度合いによります。痛みが伴う場合は麻酔を使用したり、処置後は痛み止めを処方するなどなるべくノンストレスな治療を目指しています。

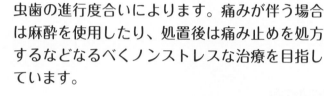

🦷 進行レベルによって感じ方は人それぞれ

　前述した通り、虫歯には進行レベルがあり、そのレベルによって治療に痛みが伴うものと、伴わないものがあります。具体的には、「CO」「C1」などの治療のように、虫歯がエナメル層にとどまっていれば、エナメル層に神経は通っていないため治療の痛みはないでしょう。

　「C2」以降、虫歯が神経に近づくほど治療に痛みが伴います。例えば、歯に開いた穴が小さくてもそのなかで虫歯が深く広がっている可能性があるので、探針を使う際に痛みを感じるかもしれません。「C3」は神経が生きているので一番痛いですが、「C4」は神経が機能していないので、痛みは伴いません。

　私たち歯科医は患者さんの気持ちを無視して無理やり治療を行うことはありませんので、痛みや怖さがあるときはそのまま話していただけると助かります。通常、痛みを感じる治療を行う際は

麻酔が必須なので、早めに麻酔を打つなどなるべく痛みを感じないように工夫します。麻酔が効いているうちは痛みを感じませんが、治療台の上に乗り、「ウィイイイン」と高音を出しながら回転する器具によるストレスで、より痛みのような煩わしさを感じる場合もあるかもしれません。憂鬱な通院にならないように、まずは日頃の歯磨きを徹底して、虫歯を防ぎましょう！

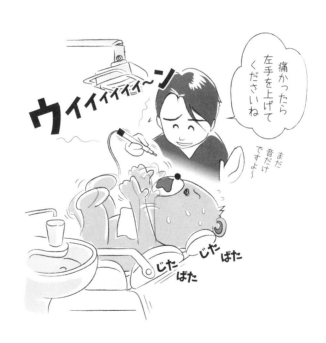

Q8. 一度虫歯になると、治療しても また虫歯になるの？

A. 歯に被せ物をした場合、自分の歯と被せ物の境目に汚れが溜まりやすく、それが虫歯の原因になります。

 被せ物との間にどうしても
汚れが溜まりやすい

　虫歯治療した人のなかで「治療した歯がまた虫歯になった」という経験がある人もいるのではないでしょうか。そんなとき、果たして治療がきちんとできていたのかと疑いたくなりますよね。しかし、治療をした歯は健康な歯に比べて再び虫歯になりやすいのです。

　虫歯になった歯は、細菌に侵された部分を削り、そこを埋めるように詰め物や被せ物をして、治療をすることがほとんどです。詰め物や被せ物には、プラスチック製のレジン、インレー、クラウン（いずれも保険適用内）などの種類があります。被せ物や詰め物をすると、自分の歯と被せ物の間に境目ができます。そこに汚れが溜まりやすくなるのです。
　とくに銀歯は本来は歯とはくっつかないもので、セメントの接着で無理やり止めているので、セメントの隙間から虫歯菌が侵入し、虫歯を詰め物の下から膨張させてしまうことがあります。

これに対しての予防策としては、自費の治療になってしまいますが、セラミックを使います。セラミックは接着剤とセメントによって歯としっかりくっつけることができるので、詰めたあとの虫歯のリスクを減らすことができます。

今、あなたの歯は何点ですか？

歯科治療はよく「減点式」で表されることがあります。

上下の歯のすべてが自分の歯である状態が、100点満点。とても素晴らしい状態です。1本虫歯ができると、マイナス10点で90点になります。虫歯治療をしても、健康な歯が虫歯菌によって損なわれたので10点すべてをカバーし再び100点に戻ることはありません。そしてまた虫歯になるとマイナス10点で計80点になる、という具合にトラブルごとに減点されていきます。

歯科治療は、いかにその点数をキープできるかを考えていきます。ですので、一度虫歯治療をしたらそれで完了ではありません。今度は「どうすれば悪化しないか」に意識を向けることが大切です。毎日の歯磨きをはじめ、口内洗浄液やデンタルフロスなどを使用して、なるべく口内を清潔な状態に保つよう心がけてくださいね。

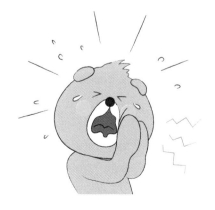

Q9. 虫歯って自分で見つけられるの？

A.

歯が黒くなっていたら、虫歯の可能性大。
早めに歯科医院で診てもらいましょう。

 デンタルフロスや歯間ブラシを
有効活用しよう！

　虫歯の初期段階で診察にいらしてくだされば、歯垢を取るだけ
で改善することもあります。この場合は歯を削らなくて済みます
ので、比較的安価な治療になりますし、精神的にも楽だと思いま
す。それには、日頃からセルフチェックをすることが大切です。
虫歯は、注意深く見ることで自分でも確認できるのです。

　歯磨きをするときや、鏡の前に立ったときに大きく口を開けて
お口のなかをチェックして、1本1本の歯が黒くなっていないか
確認してみてください。また、磨き残しはないかの確認もしましょ
う。歯垢が付着していたら、歯磨きやデンタルフロス、歯間ブラ
シなどを使って常にケアして口のなかを清潔に保ちましょう。

　ちなみに、少し専門的な話になりますが、虫歯の進行は「5段
階」に分けられます。理解すればスタッフ同士の会話が理解でき
て、自分の虫歯の状況を正しく知ることができますよ。次ページ
以降にまとめてみたのでチェックしてみてください。

虫歯のレベルチェック

レベル❶：虫歯の初期段階
「CO」（読み方：シーオー）

　この段階は、虫歯の初期段階で歯の溝が黒ずんでいる状態。

　歯の表面では、虫歯菌が出した酸で歯の表面のエナメル層を溶かす「脱灰」と、唾液やフッ素による「再石灰化」の繰り返しが起きています。脱灰しても、自然と再石灰化されれば虫歯になりませんが、再石灰化が追いつかなくなると「CO」という状態になります。

治療法

　歯の清掃をして、細菌や汚れをすみずみまで除去。その後、フッ素コーティングして歯の再石灰化を促します。後日、検診をして虫歯の進行が見られなければ、問題ありません。

レベル❷：歯の表面に穴があく
「C1」（読み方：シーワン）

　COが進行して、歯の表面のエナメル層が溶けはじめ、小さな穴が開いている状態。

　この場合、歯を削らずにおくこともできますが、進行具合を考慮して少し削ることもあります。

　歯の清掃、フッ素コーティングなど基本的には CO と同じです。エナメル層が溶けて穴が開いているので、その後の経過観察が重要です。開いた穴に虫歯の大きさを測る探針を通して、歯のなかの虫歯の進行具合を確認したり、レントゲン撮影をすることもあります。

レベル❸：痛みやしみを感じる進行した虫歯
「C2」（読み方：シーツー）

　歯の表面のエナメル層が溶けて、細菌が内側の象牙質に達した状態。

　歯の神経に近づくにつれて、歯の痛みやしみを感じるようになります。エナメル層の内側にある象牙質は、エナメル層よりやわらかいので虫歯の進行が早いのが特徴です。C2 以降は自然に治る可能性はほとんどありませんので、歯科医院にて治療が必要です。

　細菌に侵されて黒くなった部分の象牙質を削り、その部分に詰め物をします。保険診療では、プラスチック製のレジン、または、金銀パラジウム合金の銀色の詰め物になります。奥歯の場合は、金銀パラジウム合金を使用することになります。自費診療では、自分の歯と同じような色の白いセラミック、奥歯では、セラミックの他、ゴールドなどの歯科材料も使用できます。

レベル④：激しい痛みが伴う虫歯
「C3」（読み方：シースリー）

　C2がさらに進行し、細菌が歯の神経まで達した状態。

　知覚を司る神経なので、より痛みを感じやすくなります。象牙質の内側にある「歯髄」まで細菌が回り炎症を起こすと、内側から突き上げるような激しい痛みがあります。

治療法

　歯の神経を除去し、被せ物をする治療になります。

　保険診療では、レジンを被せる治療、奥歯の場合は銀歯になります。自費診療の場合は、好きな修復物を選べます。修復物により見た目や強度も変わるのでよく歯科医と相談することをおすすめします。

レベル⑤：歯がほとんど溶けている状態
「C4」（読み方：シーフォー）

　C4は歯茎から出ている部分の歯がほぼ溶けて歯根部のみが残った状態。

　すでに歯の神経と歯髄は溶けて死んでしまっているので痛みはありません。痛みがないからといって放っておいていいわけではありません、目には見えない無数の細菌の温床になっています。放置すると、細菌が他の健康な歯に移るので治療が必要です。

　さらに進行して、細菌が歯根（歯の根っこ）まで到達し、

炎症を起こすと膿が溜まります。基本的に抜歯となっています。

治療法

　歯根部が残っていれば、それを土台として歯の被せ物をするC3と同じ治療になります。土台にならないほど、歯根が残っていない場合は抜歯し、保険適用内ではブリッジ治療、入れ歯などの処置を行います。自費診療ではインプラントの治療法があります。

　過去に、治療中に聞こえた言葉があったのではないでしょうか。早期発見ができて、「CO」の状態でしたら歯を削らずにメンテナンスで対応できることも多いので覚えておいてくださいね！

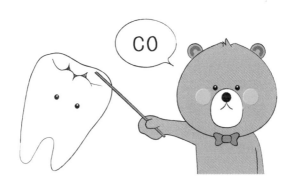

Q10. 治療に使われる「金歯」「銀歯」「プラスチック（レジン）」それぞれなにが違うの？

A.

各素材によって強度、寿命（経年変化）、価格が違います。

歯科治療で使用される被せ物、詰め物には人工的な素材が用いられます。主な種類は「金歯」「銀歯」「プラスチック（レジン）」の3つ。それぞれ違いを見ていきましょう。

星の評価基準は、著者の臨床経験等を基にした独自の見解です。

強　度：	★★★★☆
価　格：	★★★★★
見た目：	★★☆☆☆

金は、歯科治療に限らず人類が古来より使用している素材です。そのため人類はよく特徴をわかっていて、強度低下や経年変化があまりないことが好まれ、歯科治療にも用いられるようになりました。強度は、硬すぎずやわらかすぎないので、咀嚼時に周りの歯に影響を与えず、歯全体を考えても、治療に適した素材といえます。ひと昔前は、金歯を入れることがお金持ちの証、ステータスと考えられ、好む人が多くいました。歯科治療に使用される金

は、18金や20金がほとんどです。24金はやわらかすぎるので適していません。

　このあと解説する銀歯と同様、歯にはくっつきませんが、金には展性といって、やわらかく、伸びる性質があるので、歯を治療した穴に対して伸びて金と歯の隙間を少なくするといった特性があります。価格は、「時価」としている歯科医院が多くあります。

銀歯

強　　度：★★★★☆
価　　格：★★★☆☆
見た目：★★☆☆☆

　保険適用内の銀歯は、正しくは「金銀パラジウム合金」という金と銀とパラジウムなどの素材の化合物です。金歯に比べて性質は劣り、経年変化もしやすく、しばらくたつと銀食器のように酸化によって黒ずむこともあります（歯科医院によっては銀合金を使用）。保険適用内で治療でき、比較的安価で、そこそこの強度なので銀歯を選択される方も多くいます。

　銀歯に使われる金銀パラジウムは多くの種類の金属の合金であるため、金属アレルギーがある人の場合は、人によって銀歯でアレルギーを発症することがあります。

　症状としては、じんましんや湿疹（しっしん）が出たり、頭痛やめまいを発症したりします。なかには、肩こりや疲労に加え体調不良を引き起こす場合もあります。

　治療直後に症状が出なくても、口のなかで金属が溶け出すため体内に金属イオンが蓄積して、突然金属アレルギーの症状が出る可能性もあります。パラジウムという金属は、アレルギーを引き起こしやすいことが指摘されていますので、なるべく口内に金属化合物がないに越したことはありません。

　また、金歯と銀歯は金属であるため、歯との接着を過度に期待することはできません。セメントの接着力でくっついているだけなので、セメントが減ってきて、歯の境目にくぼみができてしまうと、再び虫歯になる可能性があります。

プラスチック（レジン）

強　度：★★★☆☆
価　格：★★★☆☆
見た目：★★★☆☆

　プラスチック製のレジンは保険適用内で施術を行えます。

　自分の歯の色調に似ているので、虫歯を治療したことがわかりにくく審美性の高いのが特徴です。また、金属を使用していないため、経年変化での金属の溶け出しによる金属アレルギー反応や、歯と歯茎が黒っぽく変色する心配もありません。

　しかし、プラスチックのため強度は弱く、口内の水分を吸収するため細菌が繁殖しやすく、長期的に見ると色がつきやすかったりします。細菌が繁殖しやすいので、自分の歯との境目などに虫歯ができやすくなります。

セラミック

強　度：	★★★★☆
価　格：	★★★★☆
見た目：	★★★★★

　自費の治療になるため、費用を自分で全額負担しなければなりません。また、歯科医院によって値段が違います。セラミックの長所として、体全体に対して悪い影響を及ぼさないということが第一にあります。

　セラミックは整形外科の関節インプラントに使われたり、広く人体に対して挿入する素材として使われており、それにより悪影響があったという報告が少ない素材です。

　もちろん、セラミックは歯と同じ白色で、見た目もよく、強度も適度なものです。ただ、強い噛む力が加わるところに薄いセラミックを入れると割れてしまうため、自分の歯の部分を多めに削らないといけないというデメリットがあります。しかし、セラミックは歯と接着することができるため、多くの歯の部分を削っても自分の歯の一部として同化したように使用することができます。そのため、他の素材よりも再発しにくいことが特徴です。

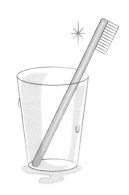

ジルコニア

強　度：	★ ★ ★ ★ ★
価　格：	★ ★ ★ ★ ★
見た目：	★ ★ ★ ★ ★

　セラミックと同様に自費の治療になります。セラミックとの違いはセラミックは医科で使われていたものを歯科に応用した素材であるのに対して、ジルコニアは歯科が開発したという素材になります。歯はダイヤモンドと同じくらいの硬さと聞いたことがあるかと思いますが、ジルコニアは人工ダイヤモンドと呼ばれ、ほかの素材と比べ、抜群の硬さを誇ります。硬いということは、歯の噛む力への耐久力も大きく、セラミックより歯を削る量は少なくすることができます。また、歯と同様に白く、金属のような強度を備えていることから、今後、大きく活用されるであろう素材だといえます。

　ここまで５つの素材について説明してきましたが、どの素材も一長一短です。単純に「価格が安いからだめ」といえるものではなく、「高いからいい」ともいえないものです。歯は、その人のライフスタイルに密接に関わります。今の生活で無理のない価格や、長い目でみた寿命、メンテナンス法などさまざまな情報を理解して選ぶことが大切です。小さな疑問も残さず、歯科医と相談しながら決めましょう。

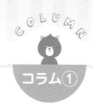

虫歯ってうつるの？　遺伝なの？

赤ちゃんのうちに家族が持つ虫歯菌をもらってしまうことがあります。また、虫歯になりやすいかどうかは遺伝子で決まってしまいます。

　私たちは、生まれたときから口内に虫歯菌（ミュータンス菌）があるわけではありません。離乳食を食べるようになると、家族が使用した箸やスプーンを介して、虫歯菌をもらうのです。ある意味、虫歯も感染症といえるのかもしれません。

　とくに、細菌がうつりやすいといわれる1歳前後までは口移しや、大人が噛み砕いてわらかくした食べ物を与えるのは避けましょう。その人の持つ細菌がそのまま赤ちゃんにうつってしまいます。

　また、赤ちゃんへの虫歯菌の感染リスクを少しでも避けるため、赤ちゃんが生まれるまでに家族の虫歯治療は終わらせておくと安心です。

　過去に1度でも虫歯になった人は、必ずミュータンス菌を持っています。現在虫歯でない人も、赤ちゃんとスキンシップをするときは歯磨きを終えておくなど、なるべく注意して虫歯から赤ちゃんを守ってあげてくださいね。

第 2 章

歯が抜けたり、
欠けたりしたら
どうすればいいの?

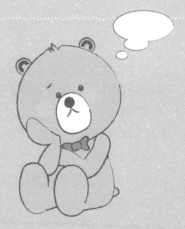

Q1. 歯はなにでできているの？ なんのためにあるの？

A. 歯は、上層のエナメル層、中層の象牙質、下層の歯髄の3層からできています。滑舌の働きを補助し、食べ物を咀嚼して胃や腸での消化をしやすくする役割を担っています。

🦷 歯は3つの層からできている

　真っ白く無機質に感じる「歯」は一体なにでできているのでしょうか。

　歯は3層でできていて、歯の表面の一番上層を「エナメル層」と呼びます。このエナメル層の96％は、リン酸カルシウムや水酸基と呼ばれる成分で構造されている「ハイドロキシアパタイト」という硬い組織です。ちなみに色は半透明で、歯が白く見えるのは、その下の乳白色の象牙層が透けているからです。

　エナメル層の内側にあるのが「象牙質」です。象牙質は約70％がハイドロキシアパタイトでできています。残りの30％は、線維性タンパク質コラーゲンです。エナメル層に比べ、象牙層はやわらかく弾力性があり、万が一エナメル質が欠けたときに、歯全体の破損が防げるような柔軟性があります。

　さらに、象牙質の内側にあるのは「歯髄」という組織です。歯髄は、歯に栄養を送る神経や血管が通っています。このため、歯

は歯髄から栄養をもらって健康な状態をキープしています。虫歯
になって冷たい水がしみたり、痛くなるのは、虫歯が奥まで到達
して神経を刺激しているからです。皮膚のように目で状態を確認
しにくい部分ですが、歯は複雑な構造をしています。下の図を参
考にしてみてください。

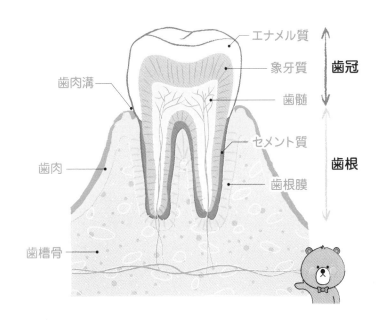

歯の役割をチェック

　次に、歯の役割ですが、一番大きな役割は食べ物を噛んで咀嚼
することです。歯がないと、ダイレクトに食べ物が体内を通るの

で、喉や胃や腸を傷つけてしまうだけでなく、消化もされにくくなるため健康状態に悪い影響を与えます。歯は、健康的な生活を送るためには欠かせないものなのです。

　具体的な咀嚼の流れは、まず上下の前歯と犬歯で食べ物を噛みちぎります。犬歯は、長い根っこがあり強度もあるため、前歯や奥歯にかかる負担を軽減します。小さくなった食べ物は、奥歯ですり潰してより細かくなり、喉を通って、胃と腸に送られます。

　歯は人体が持つ組織のなかで最も硬いものです。物質の硬さを測る単位に「モース硬度」というものがあり、それぞれの硬さが1〜10の10段階で表されます。
　例えば、私たちに身近なものをモース硬度で測ると、チョークが「1」、鉄や真珠は「4」、ガラスは「5」です。歯の硬さは、表面にあるエナメル質のモース硬度は「7」。人骨のモース硬度は「4〜5」なので、歯は鉄やガラスよりも硬く、また体のなかで最も硬い組織だということがわかっています。

　もう1つ重要な役割は「滑舌・発音」の働きを補助していることです。
　歯がきれいにそろっているから、口内の空気が抜けず、舌の動きにも邪魔されずに発音しやすくなるのです。逆に歯を失ってしまうと、歯のない部分から空気が抜け、発音がしにくくなります。

Q2.

歯は抜けたら生えてくるの？

 A. 大人の歯は抜けたら、もう生えてきません。
一生もののお付き合いになるので毎日ケア
して大切にしましょう。

 ### 子どもの頃から歯を大切に！

　みなさんも経験があると思いますが、子どもの頃は、歯が抜けても次に大人の歯が生えてきましたよね。でも、大人になったらもう次に生えてくるものはありません。

　子どもの歯の虫歯が進行していると、次に生えてくる「後継永久歯」（大人の歯）に悪影響を及ぼします。その結果、大人の歯が生えてこなかったり、生えても虫歯になりやすかったりする場合もあります。大人になって苦労しないように、子どもの歯も大切に磨かなくてはいけません。

　もし、読者のみなさんにお子さんがいらっしゃったら、注意深く見てあげてくださいね。毎日のケアでその後の治療費を抑えたり、治療による煩わしさや痛みを避けられます。サメのように、何度でも次々と新しい歯が生えてくるわけではないので、毎日の歯磨きでしっかり予防しましょう！

Q3. 歯がなくなったらどうなるの？
そのままにしちゃだめなの？

A. 歯の場所によってはそのままでも OK。噛み合わせに関与する場所の場合は、デメリットのほうが大きいので治療したほうがいいでしょう。

🦷 違和感に慣れてしまう前に早めの治療を

「親知らず」といわれる奥歯が抜けた場合、噛み合わせに影響がないのでその部分にインプラントなどの治療は必要ありません。

　ただし、抜けた歯が上顎でも下顎でも連なって生えている途中の歯であった場合は、抜けた歯の両隣が抜けた歯の方に倒れ込むようにどんどん傾いてきます。

　下の歯が抜けた場合は、その上にかぶさっていた上顎の歯がどんどん下がってきます。

　今度は、下がった歯のバランスを取ろうと両隣の歯が中心に寄ってきます。これは、空いたスペースを埋めようとする人体の自然な働きです。これを放置していると、歯並びが悪くなり噛み合わせにも影響が出ます。また、抜けた歯の部分に歯垢が溜まりやすくなり虫歯や歯周病の原因にもなるでしょう。

　そのまま抜けた歯を放置して、他の歯がスペースを埋めようとある程度動いてしまったあとに、ブリッジ治療をはじめたくなった場合、被せ物をするためには傾いた歯を平行に保つ必要がある

48

ため、通常よりも健康な歯を削る量が多くなります。どの歯科医も健康な歯を削るのは、推奨していません。したがって、傾いた歯を矯正で元に戻してから、ブリッジ治療をはじめる提案をされるでしょう。そうなると費用も時間もかかってしまいます。

　正直なところ、歯が1本抜けたことで最初は違和感があったとしても徐々に慣れていきます。患者さんも「最初は食事をするとき大変だったけど、慣れました！」と言われる方がほとんどです。

　人間の体はよくできたもので、歯がなくても自然と口のなかで工夫して食べやすくしてしまいます。そのため「もう違和感がないから治療は必要ない」と判断してしまう人が多く見受けられます。

　しかし、その状態でどこかの歯が虫歯になるとなだれを打つように周りの歯をむしばんでいくので、歯が抜けたら放置せず早めに治療することをおすすめします。

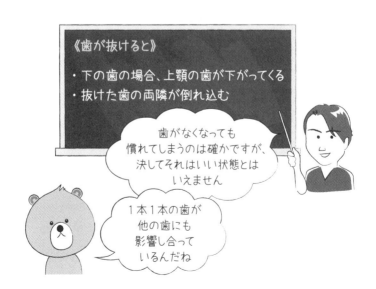

《歯が抜けると》
・下の歯の場合、上顎の歯が下がってくる
・抜けた歯の両隣が倒れ込む

歯がなくなっても慣れてしまうのは確かですが、決してそれはいい状態とはいえません

1本1本の歯が他の歯にも影響し合っているんだね

Q4. 歯が抜けたときの治療法はなにがあるの？

A. ①部分入れ歯・②ブリッジ・③インプラントの3つの治療法があります。それぞれ予算、メリットとデメリットを理解して治療法を選びましょう。

それぞれの治療をしっかりと理解する

　重度の虫歯で歯を抜かなければならなくなっても、抜いた歯を補う治療をすれば、これまでと同じように問題なく発音や食事ができます。治療法により、治療期間（通院回数）・価格・お手入れ法・装置の寿命などが異なるので、事前にポイントを理解し自分に合った治療法を選ぶことはとても大切です。ここでは3つの治療法のメリットとデメリットを交えて解説します。

　ここであらかじめお伝えしたいのは、一概にどの治療法がいいかというのは存在しないことです。これは、患者さんよって「なるべく通院しないでできる治療法がいい」や「保険適応内の治療で十分である」などそれぞれの考えがあるためです。ライフスタイルや予算など、なにを優先するかによっても最適な治療法は変わります。歯科医は各々の事情を加味した上で、最適な治療法を提案するのも歯科医の仕事の一つです。

　歯科医と患者さんは、治療後のメンテナンスのことも考えると、何年、何十年のお付き合いになります。時間もお金もかかること

ですので、気を遣わず相談、そして後悔することのない治療法を
一緒に考えていきましょう。

①部分入れ歯

　部分入れ歯とは、なくなった歯を部分的に補う治療法です。
　プラスチック製の歯茎に似た土台を、金属で隣同士の歯に引っ
かけて固定します。自分のお口に合った部分入れ歯なら、咀嚼や
発音も問題なくできます。部分入れ歯は、細菌が溜まりやすく虫
歯になる可能性が高くなります。毎日、きちんと歯磨きし、部分
入れ歯を洗浄することで対策しましょう。

◎メリット

- 健康な状態である自分の歯を削らない
- 最小限の装置で済む
- 保険適用のため一般的に、「ブリッジ」「インプラント」よ
りも安価

  ※価格は治療内容によって異なります。必ず歯科医に確認＆相談して
ください。

▲デメリット

- 虫歯になりやすくなるため（とくに部分入れ歯近くの歯）、
毎日のケアが重要
- 部分入れ歯洗浄アイテムの購入が必要
- 自分の歯の噛む力を100%とすると、30%程度の強度で、
「ブリッジ」「インプラント」より劣る

②ブリッジ

　ブリッジとは、名前の通りなくなった歯を中心に両隣の歯に人口歯の「橋」を被せる治療法です。

　両隣の歯を、周りから削り柱のような形にし、上から人工歯をはめ込みます。削った両隣の歯でなくなった歯を支えているので、自分の歯の負担が大きく長期的に見るともろくなり再治療するケースが多くあります。保険適用内で行えるので、比較的安価ではありますが、患者さんにはそこまで踏まえて検討していただきたいです。

◎メリット

- 取り外しが不要
- 保険適用のため一般的に「インプラント」よりも安価
  （使用する素材により保険適用外もあり）
- 自分の歯の噛む力を100%とすると、60%の強度。部分入れ歯よりも安定性が高い
  ※ブリッジを支える隣の歯の状態によって変わるので、より低い場合もあります。

▲デメリット

- 健康な状態の歯を削る
- 自分の歯の負担が大きいため、歯の寿命が縮まる
- ブリッジ（被せ物）は、一生ものではないのでメンテナンスが必要

③インプラント

　インプラントは、なくなった歯の部分の顎の骨に歯根の役割になるネジを埋め込み、先端に人工歯をつける治療法です。ネジが骨に定着するまで時間がかかるため、治療期間は他の治療法に比べて長期間になります。

　また、顎の骨がもろく弱い人はネジを埋め込むことができません。老化により骨がもろくなっていくので、インプラントは骨が丈夫なうちに行うことをおすすめしています。

　先端に取り付けた人工歯は、食事による咀嚼などで回転してしまい、緩むことで、取れてしまうこともあります。その場合は、かかりつけの歯科医で締め直してもらいましょう。

　自分の歯で噛む力が100％とすると、インプラントは90％ほどです。特別な手入れは要らず、自分の歯と同じように毎日の歯磨きでケアしていきます。

◎メリット

- 自分の歯のような見た目と安定性
- 周りの歯への影響がない
- 取り外しが不要

▲デメリット

- 保険適用外のため費用が高い
- 一生ものではないためメンテナンスが必要
- 治療期間が長い
- 顎の骨の状態によっては、施術できない可能性もある

Q5.
歯が欠けたらどうすればいいの？

A.
欠けている部分の大きさによって治療法が異なります。保険適用内で行えるものもありますので、ぜひ一度相談をしてみてください。

🦷 保険適用範囲内では「レジン充填」

　歯の一部が欠けたら、基本的にはプラスチック製の「レジン」と呼ばれる白い詰め物を詰める、または被せることで治せます。これは保険適用内で行うことができます。歯の欠け具合の判断は、それぞれの歯科医の先生により異なる場合があります。

　前歯が小さく欠けている場合は、その部分を補うようにプラスチックの白い詰め物であるレジンを充填（じゅうてん）して修復します。強度は、セラミックや金属と比較すると劣りますが、欠けた部分だけ詰めて修復するので、余計に歯を削る必要がありません。

　前歯で中くらいに欠けている場合は、歯の全体に被せる必要があります。少し前までは保険診療であれば、金属のフレームの上にプラスチックを盛る被せ物治療（補綴治療（ほてつ））が主流でした。しかし、今では保険診療内でもCAD/CAM冠（治療箇所を３Dカメラで撮影し、被せ物の設計や加工をコンピューター主導で行い作成するもの）を使用したメタルフリーな治療が可能です。

　自由診療では、オールセラミック冠（内側・外側ともに白いセラミックでできたもの）が一般的です。奥歯が欠けた場合の保険診療では、詰め物や被せ物は銀歯がプラスチックになります。

自由診療での治療に関して

　自由診療（自費診療）では、セラミッククラウンまたはセラミックインレーと呼ばれる白い詰め物（セラミック治療）になります。自由診療は保険内治療に比べると治療費用が高くはなりますが、安全性と審美性は非常に高くなります。周りの人から見てもつくり物だとほぼ気づかれませんので、審美治療として銀歯から高品位セラミックに付け替える人も多くいらっしゃいます。

　神経が生きている歯で大きく欠けた場合は、神経を残すことさえできれば、全体に冠を被せる治療ができます。欠けたり穴が開いたりして神経が露出していた場合は、神経を取って根っこの治療をする必要があります（根管治療）。その後、神経を取った歯はもろくなり破折のリスクがあるので、土台を入れた後、強度を出すために全体に被せ物をするようにします。

　大きく欠けた場合のなかでも、歯が骨縁下組織まで広がるほどまで欠けた場合は、歯の保存が難しく、抜歯となります。抜歯した場合、噛み合わせを安定させ、他の歯を長持ちさせるために、入れ歯もしくはインプラント治療などの治療法が必要となります。

　また両隣に歯がある場合は、先ほども述べた通りブリッジで治療することもできます。大きく破折した場合には、治療技術のある歯科医院で診てもらうことをおすすめします。

自転車事故やスポーツ中に歯を強打した場合、歯が抜け落ちたり（脱臼）、ぐらぐらしてしまったり（亜脱臼）することがあります。脱臼したまま放置するのはよくありませんので、歯を保存液、生理食塩水、牛乳などにつけて、早急にかかりつけの歯医者さんで治療を受けてください。脱臼した歯と隣の健全な歯を再植（一度、あえて歯を抜いた後に挿入し直すこと）して、歯と歯の間と裏側を治療用の接着剤で固定する必要があります。

　この応急処置を迅速にすることにより歯を残せる可能性が高くなります。この場合には、腫れたり、痛みが出たりするので、鎮痛剤などが必要な場合もあります。

　ただ、一度抜け落ちてしまった歯は神経が壊死している可能性が高いので、歯のなかの神経の管をきれいにする根管治療を行う必要があります。

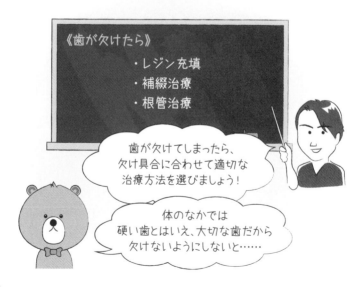

《歯が欠けたら》
・レジン充填
・補綴治療
・根管治療

歯が欠けてしまったら、
欠け具合に合わせて適切な
治療方法を選びましょう！

体のなかでは
硬い歯とはいえ、大切な歯だから
欠けないようにしないと……

Q6. 歯を磨いたら血が出るのはなぜ？

A. 歯磨きで除去できていない歯垢と歯茎が炎症を起こし、出血します。この状態を「歯周病」と呼びます。歯周病は、自覚症状がないまま全身の疾患に悪影響を及ぼしかねないので、早めに処置をしましょう。

自覚症状のないまま進行してしまう歯周病

歯垢を歯磨きでしっかりと除去できていないと、歯と歯茎の間に付着し続けてしまい、溝に溜まります。歯垢は細菌の塊なので、放っておくと細菌が毒素を出して歯茎を刺激し、炎症を起こし、出血します。これが「歯周病」です。

進行すると歯ブラシや、食事をするときに食べ物があたる程度の少しの衝撃が加わるだけでも出血するようになります。歯周病は自覚症状がないまま静かに進行していく病気です。別名「沈黙の病気（サイレント・ディジーズ）」とも呼ばれています。

歯周病には、症状が悪化するごとに段階があります。

初期段階を「歯肉炎」と呼び、歯茎に炎症が起こるのみで、痛みなどの自覚症状はほとんどありません。歯肉炎が進行すると、「軽度歯周炎」になり、歯茎の境目から出血がみられます。歯磨きをするときに出血する人は、この状態にあてはまります。

さらに症状が進行した「中度歯周炎」になると痛みを伴うため、歯磨きができなくなります。こうなると、口内細菌を除去できなくなるため症状はさらに悪化していきます。さらに進行した「重度歯周炎」になると、炎症が歯茎を形成している内部の骨まで到達して、骨を溶かしはじめます。やがて、歯がグラつくようになり、最悪の場合、歯が抜けてしまうこともあります。

　また、歯茎からの出血に加え膿が出ます。この状態は、口臭もひどくなるのが特徴です。歯茎の炎症が進行すると歯肉が退縮(歯茎が下がっていくこと)していき、下に下がることで歯が長くなったように見えるので見た目も変化します。

他の病気とも影響を及ぼし合う歯周病

　歯周病は、悪化すると歯だけの病気にとどまらなくなります。細菌の出す毒素が、血管や気管を通じて全身にめぐり、病気の原因になるのです。もし、併せて持病があるようなら、症状の悪化の原因になります。

　糖尿病の人は、歯周病の進行が早いのですが、歯周病を治療することにより糖尿病の症状の改善につながることは研究結果として証明されています。歯周病を治すことで、糖尿病が治るというわけではありませんが、相互に関係しているので糖尿病の方はとくに歯周病の治療は怠らないようにしてくださいね。

　糖尿病以外にも肺炎や早産その他、全身の疾患に影響を及ぼすこともあります。

「血が出るから」と 歯磨きをやめないことが重要

　歯ブラシをしていて出血すると、驚きますし誰だっていやですよね。そこで「血が出るから」と、歯磨きをやめてしまう人が多く見受けられます。これは逆効果で、歯垢がどんどん溜まっていき、歯周病悪化の原因になります。

　歯垢が溜まりやすくなると、歯と歯茎の間の溝は深く大きくなっていきます。すると歯垢が溜まりやすくなり、歯周病になる可能性がより高くなります。これまでもこれからも何度もお伝えしますが、大切なのは、毎日の歯磨きです。多少の出血はすぐ止まりますのでやさしく歯磨きを続けて歯周病が悪化することを食い止めましょう。

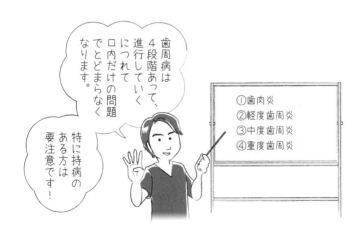

Q7. 歯石ってなに？ どうしてつくの？

A. 細菌の塊である歯垢（プラーク）が石灰化したもの。細菌は常に口内に存在するので、磨き残しが歯石の原因にもなります。

🦷 口のなかには細菌がたくさんいる

歯石と歯垢は名前が似ていますが、状態と対処の方法が異なりますので別々で捉える必要があります。

歯垢は、別名「プラーク」とも呼ばれ、口内の常在菌が歯に付着し塊になった状態を指します。一般的に口内には「虫歯菌」も「歯周病菌」も「口腔内常在菌」も含め300～700種類の細菌が生息しているといわれます。

細菌の数は、歯をよく磨く人は1,000～2,000億個、あまり歯を磨かない人は4,000～6,000億個といわれ、歯を磨かない人では1兆個といわれています。目には見えないものですが、私たちの口のなかにはそのぐらいの数の細菌が常に存在しているのです。

🦷 細菌がやがて歯石になる

歯石は、細菌の塊である歯垢が石灰化したものです。細菌は、口内で増殖する働きがあり、うがい程度では除去できません。

唾液成分のなかには、歯石沈着を促進する成分があり、この成

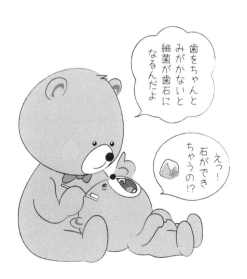

分が多い人は歯石がつきやすいと考えられています。個人差はありますが、2〜3日で唾液のなかの成分と結合して石灰化をしはじめ、やがて歯石へと変化していきます。

　歯石は、放置するとどんどん硬くなり増え続けます。歯石の表面はデコボコしているため、歯垢がつきやすく、細菌の温床になります。そればかりでなく歯茎を刺激して、歯周病の原因となったり、歯周病を悪化させたりします。
　ご自身のお口の状態に合わせて3ヶ月に1度、定期検診を兼ねて歯石除去をしてもらうと歯周病リスクの軽減につながります。歯石の付着状態により、歯石除去の回数は異なりますが、歯石を取り除いたあとは、歯の表面はすべすべになり、しばらくは歯石もつきにくくなります。

Q8. 歯の神経って抜いたらどうなるの？

A. 歯に栄養が届かないので、歯が死んでいる状態「失活歯（しっかつし）」になります。もろく、欠けたり割れやすくなります。

🦷 神経の役割とは

　歯の内部に存在する神経は、歯に栄養を届けている大切なものです。知覚も司っているので、虫歯になり細菌が神経まで到達すると、痛みを感じます。そこまで虫歯が進行すると、神経を抜く治療を行いますが、痛みやしみたりすることがなくなると同時に、栄養が届かなくなります。そのときは痛みを感じないのでいいかもしれませんが、長期的に考えると、歯がもろくなり割れやすくなります。

　とくに、奥歯の場合は、咀嚼するときに神経のない歯に力がかかりバキっと縦に割れやすくなります。今の医学では、歯が縦に割れてしまった場合、接着剤による治療もありますが、強度はあまり強くないため「抜歯適応歯」と考えられ抜いてしまうことが多いです。そうなると今度はインプラントなどの治療の必要性が出てきます。

　また、歯の神経を取ってしまうと、歯の色が変わり、黒ずんでしまいます。神経には血管が通っているので、取ることで血液が

循環しなくなり、歯のコラーゲンが変色してしまいます。これを
改善するには、白い被せ物をしたり別途治療の必要があります。

　ひと昔前は、痛みを感じたらすぐ「じゃあ神経を取りましょ
う」という歯科医院が多かったように思えます。しかし、研究が
進み、神経を取ると、結果さまざまな変化が起きることがわかっ
てきました。現代の医学では、なるべく神経を取らずに、なるべ
く歯を削らずに、ご自身の歯をいかに残すかを考える治療法が主
流になってきています。

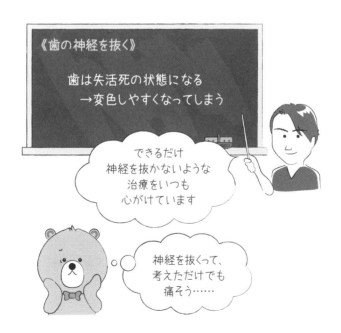

歯を削って大丈夫なの？

A. 最新の歯科医療では、なるべくご自身の歯を残すよう治療するのが一般的。歯を削ることのデメリットもありますので、虫歯の進行度合いによって「削る」「削らない」の見きわめが必要です。

歯を削ることの3つのリスク

　虫歯の治療といってまずイメージするのは「ウィイイイン」という高音を出しながらタービン（ドリルのような器具）で歯を削る施術ではないでしょうか。口のなかを工事するようで、苦手な人がほとんどだと思います。ひと昔前の歯科医療は、虫歯になったら「削って治す」が一般的でしたが、研究が進むにつれてだんだんと治療の考え方が変化してきました。

　歯を削った際に生じるデメリットは意外と多く、さまざまな問題を発生させやすいことがわかってきたのです。

●削った所から虫歯になりやすくなる

　歯を削ることによって、その場所から虫歯になりやすくなるというデメリットがあります。削った場所は凹凸があり、菌が付着しやすく繁殖しやすい環境にあります。これによって、削った歯が虫歯になり、さらにその周囲に虫歯が広がってしまうという悪循環が生まれてしまうケースも少なくありません。

●痛みや知覚過敏のもとになる

歯を削ると、歯の表面が内部にある神経に近づきます。そうすると、痛みを感じやすくなり、また、冷たいものが「キン」と感じる知覚過敏を起こしやすくなります。

●歯髄まで削ってしまう恐れがある

歯髄とは、これまでも何度か出てきていますが歯の神経のことです。歯の神経まで虫歯になっているようであれば神経を抜く必要がありますが、そうでなくても痛みがひどい場合は歯の神経を抜かなければならないことがあります。

神経を抜いたら痛みが発生しないということであれば、虫歯のところを根こそぎ抜いてしまったらいいと考えるでしょう。しかし、そうすると虫歯が再発した際に痛みが発生せずに進行してしまい、思わぬ他の病気が発生してしまうこともあるので注意が必要です。

以上が歯を削ることのデメリットです。

今は、初期段階の虫歯であれば、その段階では削らずに定期的なメンテナンスで悪化を防ぐのも方法のひとつとされています。

しかし、虫歯が進行している場合は、削ることをためらうと虫歯がさらに悪化するので致し方なく削る場合もあります。その見きわめは歯科医と相談しつつ、納得のいく選択をしましょう。

A.　YES。歯の着色汚れを落としただけでも白く感じます。さらにトーンを上げて真っ白にしたい場合は「セラミック治療」という選択肢も。ただし、歯を削ることになるのでよく考えて。

歯を白くするにもさまざまな方法がある

　最近では「歯を白くしたい！」というニーズが高まっていますよね。歯に関心が向くのはうれしいことなのですが、あれこれ試して結果として自分の歯を痛めている人も多くいらっしゃいます。単純に「歯を白くしたい」を叶えるにもさまざまなアプローチがあるので、事前に理解しておきましょう。

　天然の歯の表面は、なめらかではなく微細な凹凸があります。そこに食べ物のかすなどが付着し、くすんで見えますが、この汚れを落とすだけで歯は白く見えます。つまり、毎日の歯磨きをすればある程度歯の白さをキープすることができるのです。

　喫煙者や、コーヒーやワインをよく飲む人は、歯の凹凸にタンニンなどが付着しやすいので歯が着色しやすく、頻度が高いほど毎日の歯磨きでは追いつかない場合もあります。その場合、市販の歯磨きでホワイトニング効果が高いと謳っているものを使用す

る人が多いですが、ほとんどのものには歯を削る「研磨剤」が含まれています。歯の表層であるエナメル層を削って、下の象牙層をあらわにすることで白く見えるのです。しかしこれをくり返すと、どんどん歯が薄くもろくなってしまいます。研磨剤についてはこのあとの章でも詳しく触れます。

　自然な歯の白さではなく、人工的な白さを好む人もいらっしゃいます。その多くはセラミック治療を希望されるのですが、虫歯でもない健康的な歯を削りその上に被せ物をすることになります。「歯を白くしたい！」というだけで、価値のある自分の歯を削るのはよくありません。
　セラミック治療も一生ものではありませんし、歯の一部をセラミックにしたら、今度は周りの歯の白さの違いが気になるでしょう。セラミックは人工的な白さなので、周りの天然の歯のホワイトニングをがんばっても同じ白さになりません。歯は削ると寿命を縮めることになるので、長期的に考えて削る以外の選択肢としてホワイトニングを推奨します。

歯科医院で歯を白くする

　おすすめは、定期的に歯科医院でクリーニングやホワイトニングをすること。ホワイトニングについては、後ほどより詳しく述べます。
　歯科医院でのホワイトニングで使う薬剤には、過酸化水素（もしくは過酸化尿素）という薬が配合されています。この過酸化水素が、歯の表面の汚れや色素を分解して無色化させ、エナメル質

の構造を変化させることにより歯を白く見せるのです。

　この歯を白くする濃度の過酸化水素を利用するには、歯科医師免許が必要になります。ですので、市販の歯磨き粉には配合できません。また、歯科医師でないと、そもそも取り扱うことができない薬品になります。

　クリーニング洗浄であれば、専用の器具を使い、歯のすみずみまでの歯垢を落とすことができます。ついでに、虫歯がないかもチェックできるので早期発見につながります。仕上げに、歯に汚れがつきにくいようフッ素コーティングまでできれば効果の高い着色予防になりますよ。

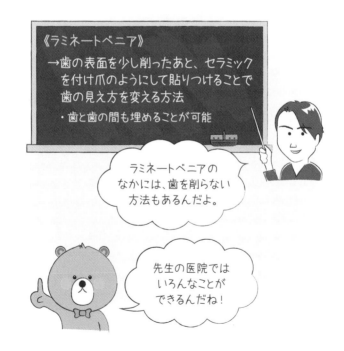

《ラミネートベニア》
→歯の表面を少し削ったあと、セラミックを付け爪のようにして貼りつけることで歯の見え方を変える方法
・歯と歯の間も埋めることが可能

ラミネートベニアのなかには、歯を削らない方法もあるんだよ。

先生の医院ではいろんなことができるんだね！

第 **3** 章

歯磨きにまつわる
エトセトラ

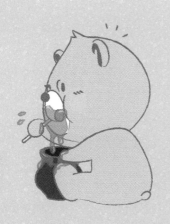

Q1. 虫歯予防のためにはどんな歯ブラシを選ぶといいの？

A. 歯ブラシの毛がついているヘッド部分が2cmほどのコンパクトなものは、奥歯まで届き小回りが利くのでベスト。毛先の形状は均一に負荷がかかるフラットなものを選んで。

自分に合った歯ブラシを見つけよう！

　歯磨きは、歯についた汚れを落とし口のなかを清潔に保つことを目的としています。そのため、歯ブラシがしっかりと奥歯まで届くか、毛先はブラッシングに耐えられるコシがあるかを重要視するといいでしょう。

　一般的に市販されている歯ブラシは、毛先が「極細」「やわらかめ」「山切りカット」などいろんなタイプがあります。

　毛先が細目、やわらかいタイプだとブラッシングしたときにコシがなく手応えがないため、余計な力を加えやすく歯や歯茎を傷めてしまう可能性があります。

　また、山切りカットはブラッシング時に均一に圧がかからないので、磨きムラの原因になります。歯の汚れを落とすには、硬さは「ふつう」で毛先の形は「フラット」なタイプが適しているといえます。大人用の歯ブラシが大き過ぎる、または現在使用しているけれど「歯医者で磨き残しを指摘された」という人は、よりヘッド部分が小さい子ども用歯ブラシを使用してもいいでしょう。

◉歯ブラシの種類と特徴

★超極細毛

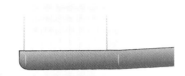

★フラットラウンド毛

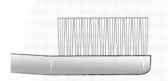

★極薄ヘッド

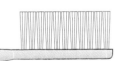

★山切りカット

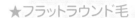

表示	特徴	こんな方におすすめ
かため	歯垢をしっかりと落とせる	磨き心地を重視、歯質が硬い方
ふつう	標準的な硬さで効率よく歯垢を落とせる	歯茎の状態が健康な方
やわらかめ	歯や歯茎にやさしく磨ける	ブラッシングが力強い方

歯ブラシの交換時期って いつごろ？

A. 歯ブラシの寿命は約1ヶ月。常に水に濡れた状況下で細菌が繁殖しやすいので、こまめに替えて清潔な状態を保ちましょう。

こまめに買い替えるのがベスト

　毎食後、1日3回歯ブラシを使用したとして大体1ヶ月で歯ブラシが消耗しはじめるので、1ヶ月たったら交換しましょう。見た目では、毛先が開いてきたら毛先が消耗しているサインです。

　また、歯ブラシは細菌が繁殖しやすいため同じものをずっと使い続けると細菌が歯や歯茎に移り、歯肉炎などトラブルの原因になります。

　例えば、雑巾は濡れたまま放置すると細菌が繁殖して臭いの原因になりますよね。歯ブラシも同じで、使用後は風通しのいい場所で保管することを心がけましょう。とはいえ、水に濡らして使うので、保管環境に気を配るよりもこまめに替えて清潔に保つことをおすすめします。

　歯ブラシを見てみて、毛先が左右に開いてヘッド部分からはみ出ているようであれば、使い続けないようにしましょう。まだまだ使えると思っても、歯ブラシはこまめに交換するように心がけてくださいね。

Q3. 歯磨き粉って必要？ どんな歯磨き粉を選べば いいの？

A. 極論、歯ブラシだけでしっかり歯を磨ける ならなくても OK。虫歯予防には、フッ素 入りが効果的。

「どんな歯磨き粉を使うか」よりも 「どう磨くか」

　歯磨きをするときに歯磨き粉を使う人がほとんどだと思います
が、歯医者の立場からいえば、しっかりと磨けているのであれば
歯磨き粉を使わなくても OK です。歯磨き粉を使って歯磨きを
していれば虫歯にならないというわけではありません。大事なの
は「磨き方」です。

　しっかり磨けているとして、より効果的な虫歯予防を考えるの
であれば、フッ素入りの歯磨き粉を使うといいでしょう。

　フッ素は、既にお伝えしたように歯垢や歯の汚れから出る酸の
量を抑えてくれます。酸は、放っておくと歯の表面を溶かすため、
虫歯の原因になります。フッ素には歯をコーティングする働きも
あるので、汚れをつきにくくし、口内環境を整えるのに効果的で
す。大人用の歯磨き粉で、「高濃度フッ素入り」と書かれた歯磨
き粉はおすすめできます。

　歯磨き粉の量は、だいたい 2 cm 程度が適切とされています。こ
れは、歯科研究の先進国であるスウェーデンにあるイェーテボリ

大学の研究結果によるもので、フッ素入りの歯磨き粉を歯全体に行き渡らせるために導き出した量です。ですが、毎回2㎝の量を測るのも大変ですし、量をしっかり守るよりもまんべんなく歯を磨くことのほうが大事です。

🦷 歯磨き粉もものによっては要注意！

　市販の歯磨き粉には、前述の通り「研磨剤」が含まれています。これは、文字通り歯を削って汚れを落とすものです。ブラッシング中に痛みを感じなくても、ブラッシングすればするほど歯は薄く削れていきます。なかには「研磨剤不使用」の歯磨き粉も販売していますが、歯にはよくても高価なものが多く存在します。

　歯磨き粉は消耗品のため、研磨剤不使用の歯磨き粉を使用し続けるのが難しい人もいることかと思います。一般的な歯磨き粉を使いながら、ブラッシング時に力を入れ過ぎないようにするなど、正しい磨き方を覚えて虫歯予防する方が無理なく取り組めるでしょう。

　よく泡立つ「発泡剤」入りや、爽快感のあるミント味など「味付き」の歯磨き粉がありますがこれには要注意です。これらが配合されている歯磨き粉は、使うと気持ちがいいのでついつい磨いたつもりになります。

　極端にいえば、3秒程度口のなかで歯ブラシを動かしただけでもスッキリとした清涼感があるので満足してしまいがちです。大事なのは、どんな歯磨き粉を使うかより、1本1本の歯をしっかりと磨くことです。そこに意識を向けてくださいね。

Q4. 歯磨きってどのくらい 時間かければいいの？ 正しい磨き方ってあるの？

A.

1回2分以上。自分でルートを決めて磨き残しがないようにすみずみまで磨きましょう。歯ブラシを軽く持ち、毛先を動かして歯茎を傷めないようにするのもポイントです。

自分のブラッシングルートを決める

　歯磨きは、ただ長い時間すればいいというものではなく、時間をかけても同じところしか磨けていなければ意味がありません。上下左右の歯や奥歯のすみずみまで磨けるようにあらかじめルートを決めておき、毎回それに沿って磨く習慣をつけておきましょう。磨くルートは、自分の磨きやすい順番でOK。次ページ以降で例を紹介しますので参考にしてくださいね。

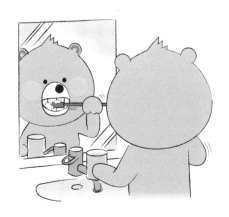

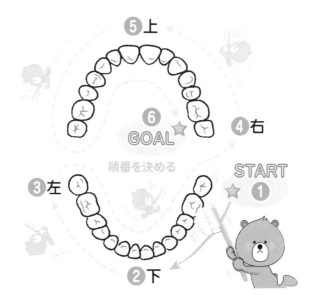

まずは、下の歯から磨いていきます。

　右下奥歯のほほ側からスタートし、そのまま前歯を磨いて、左下のほほ側を磨きます。左下奥歯まで磨き終えたら、左下奥歯の歯の裏側を磨き、前歯の裏側、右下の歯の裏側へと磨き進めます。

　次に上の歯を磨きます。

　右上のほほ側から、上の前歯へ磨き、左上のほほ側を磨き、そのまま左上の奥歯裏側、上の前歯の裏側へ磨いて、右上奥歯裏側まで磨き進めます。

左利きの人の場合

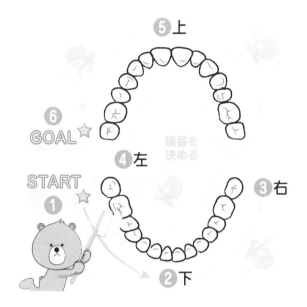

⑤ 上

⑥
GOAL

順番を
決める

④ 左

③ 右

START
①

② 下

　左利きの人は、右利きの人のルートを左からはじめるとまんべんなく磨けます。人によって、歯並びはさまざまなので、自分で「ここにいつも食べ物が詰まるな」と感じる部分は重点的に磨くなど、自分なりの歯磨きルートを見つけてくださいね。仕上げには 15ml の水で 15 秒ほどうがいをすることをおすすめします。

　最後に、磨き残しや違和感のある部分をピンポイントで磨きます。このときに手鏡で口のなかを確認してみましょう。歯が黒くなっているところなどがないかチェックしてみてください。早期の虫歯の発見につながることもあります。

🦷 歯ブラシの力の入れ過ぎに注意！

　ここまで、歯磨きの順番についてを説明してきましたが、順番の他にもブラッシングのときに注意してほしいことがあります。それは、「歯ブラシの力の入れ過ぎには注意すること」です。

　下の図のように歯を磨くときに歯ブラシで強くゴシゴシと磨くのは悪い例です。

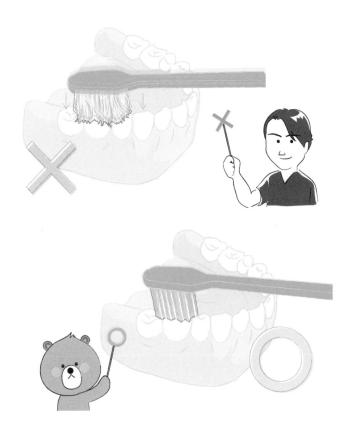

力強いブラッシングは歯の表面を削ってしまう

「ちゃんと歯を磨いているのに虫歯になる」「歯ブラシ時に血が出る」「最近食事をするときに歯がしみる」など感じている人は、力を入れ過ぎなブラッシングのせいかもしれません。

力強く歯ブラシを握って歯に押しあてると、毛先が潰れてしまい、歯間に詰まった汚れを上手にかき出せません。潰れた毛先のまま力強く動かすことで、歯茎を傷める可能性もあります。歯の表面に毛先があたっても、力強くこすっているせいで歯の表面が削れて摩耗してしまいます。毎回力を入れ過ぎたブラッシングを行うと、次第に歯の表面が削れてしまい、冷たいもので歯がしみるなど「知覚過敏症」の症状を引き起こす原因にもなります。

実は汚れはそんなに力を入れなくても、落ちます。歯ブラシを握る適正な力加減は、150 〜 200g といわれています。気になる方は、キッチンスケール（秤）に普段自分が歯ブラシを握るときと同じような強さで毛先をあてて、上記くらいの数字になるか確認してみてください。

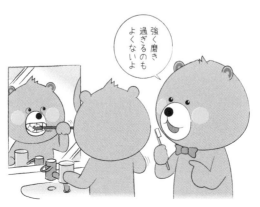

強く磨き過ぎるのもよくないよ

Q5. 1日に何回歯を磨くのがいいの？

A. 食事をするごとに磨くのがベスト。最低でも朝・晩の1日2回は磨きましょう。

🦷 食事後は常に歯磨き

通常、口のなかは「中性」ですが、食事をすると一気に「酸性」になります。

酸性は、口内細菌が繁殖しやすく歯が溶けやすい状態になります。ですので、1日何回と決めず、食後は必ず歯磨きをするように心がけましょう。1日3食なら3回、4食なら4回、5食なら5回……間食も含めて、食事をしたらその都度磨くことで、虫歯になるリスクを抑えられます。

また、食事後どうしても歯磨きができないという人は最低限「うがい」だけでもして、口のなかをゆすぎましょう。もちろんうがいで口のなかをゆすいだだけでは、歯磨きと同じ効果にはなりませんが、「やらないよりやったほうがいい」です。歯磨きのタイミングを失い続け、口のなかをそのままにしておくより、ゆすいだだけでも汚れはそれ相応に落ちます。

これは口内洗浄液でも同様です。こまめに口内を清潔にして虫歯リスクを抑えましょう。また、「モンダミン」「リステリン」な

どの口内洗浄液を仕上げとして使用するのも効果的です。液体なので、口内のすみずみまで行き渡り汚れを洗い流せます。清涼感のあるものがほとんどなので、使用後はリフレッシュしたようなスッキリとした気分になるでしょう。しかし、口内洗浄液だけで歯の汚れをすべて落とせるわけではありませんので、歯磨きの代わりとして過度な期待をするのはやめましょう。

最低でも１日に２回は歯磨きをしましょう

　夜寝ている間、口のなかで細菌は繁殖し続けています。口のなかは、あたたかく密閉されているので、菌がとても繁殖しやすい環境です。加えて、就寝時は唾液がほとんど分泌されなくなるので、菌の動きがより活発になっています。

　ある調査では、就寝時の菌の量は日中の活動時の約30倍という結果もあります。その状態で朝食をとると、さらに口内に細菌のエサができて繁殖しやすくなります。ですので、朝食後は必ず歯磨きするようにしてください。

　また、昼食後に歯磨きができない人もいるでしょう。そのまま夕食を食べると長時間口のなかを洗浄していないことになりますので、虫歯のリスクは高まります。昼食後に磨けなくても夕食後には磨くようにしてくださいね。

　歯磨きができなかった場合、口内洗浄液やデンタルフロスを使用しましょう。歯間ブラシなどを使用して、歯ブラシが届かない場所もケアできるとベストです。くれぐれもそのまま寝てしまうことがないように心がけましょう！

Q6. 歯ブラシと電動歯ブラシ、どっちのほうがいいの？

A. 正しく磨けるのであればどちらでも OK。電動歯ブラシだから正しく磨けるというわけではありません。今一度、これまでの「手磨きの基本」をおさらいしながら実践していくことが大切です。

電動歯ブラシを使おうとも磨くのは自分

　今や、「高級電動歯ブラシ」が珍しくなくなってきましたね。5万円以上するものだったり、なかにはスマートフォンアプリ連携型で、パーツごとに磨き残しの指摘や正しいブラッシング法を指導してくれるものもあったりします。

　電動歯ブラシは種類が豊富で、お手軽に買えるものも多いので、よく患者さんに「手で磨くより電動のほうがよく磨けますか？」と聞かれます。いつも私は「どちらでもよいですよ」とお答えしています。要は、虫歯や歯周病の原因となる細菌の塊（歯垢）を毎日しっかり落とせていれば問題ないのです。

　例えば、どうしても力強くブラッシングする癖が抜けず、歯や歯茎を傷めてしまう人でしたら、小刻みに振動する電動歯ブラシを歯にあてて丁寧に磨いていくほうがいいかもしれません。そのほうが力加減を気にしないですむので楽でしょう。また、電動歯

ブラシは、一定の圧力と速度で歯を磨くことができます。手磨きですと、どうしてもムラが出てしまいますし、この点では電動歯ブラシは非常に優れています。

　また、お年を重ねられた方や、病気などで手が動かしにくかったり、細かくブラシを動かすことが難しい方は、不自由な点をカバーしてくれる電動歯ブラシを使用することをおすすめします。

　しかし、電動歯ブラシに頼りきってしまうのもよくありません。あくまでも動かすのは自分ですし、このときに歯を磨く順番を端折ったり、数秒程度で歯磨きを完了していたら効果はないでしょう。これは、手で歯ブラシを使って磨いた場合も同様です。

　最新の電動歯ブラシを使用すると、ついついそのスペックに頼り過ぎたり、期待し過ぎてしまい、ちゃんと磨けていないがために虫歯になる人をこれまでも多く見てきました。前述したP75の「正しい歯磨きの方法」をおさらいして、電動歯ブラシでもしっかりとブラッシングすることを心がけましょう。

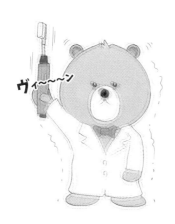

ヴィ〜〜〜ン

Q7. 食後、すぐ歯を磨いたほうがいいの？

A. YES。口のなかには細菌がたくさんいるので清潔に保ちましょう。

口のなかをきれいに保つことのほうが大切

　日頃、患者さんと向き合うなかで「歯はいつ磨いたほうがいいですか？　食事後すぐに磨くと歯を傷めると聞いたことがあって……」と聞かれることがたびたびあります。私は、いつも「磨けるときに磨くのがベストです。食事後すぐでもかまいません」とお答えしています。

　確かに、「食後すぐ歯を磨くと、歯の表面が傷つく」という内容が示されている論文も一部では存在します。これは「歯の象牙質」の酸に対する抵抗性を調べた実験についての論文です。実験では、炭酸飲料に象牙質の破片をつけると、象牙質が弱くなることが示されています。

　炭酸飲料は酸性でPh5程度です。歯にダメージが出やすいPhは、5.5以下といわれていますので、炭酸飲料を飲むと歯の表面が溶けて、傷つきやすくなるわけです。

　ちなみにPhは低ければ低いほど、酸性度が強く、歯へのダメージは表れやすくなります。この実験ではさらに、炭酸飲料でダメー

ジを受けた象牙質の破片を、30分以上、口に含んでいると、唾液の作用で象牙質が再び強くなることが示されています。前章でもお伝えしましたが、唾液には緩衝作用があり、酸を中和する働きがあるのです。

　実験の結果から、「食後30分以上してから歯磨きしたほうがいい」といわれるようになったのですが、この実験が示しているのはあくまでも、「炭酸飲料を飲んだ直後に歯を磨くと、歯を傷めやすい（歯の象牙質を傷つけやすい）」ということです。こういった内容の論文があることは確かですが、実際の口のなかは実験室とは環境が大きく異なります。

　まず既に説明した通り、象牙質の周囲には、象牙質よりはるかに頑丈なエナメル質があり、象牙質を保護しています。また、炭酸飲料のような酸性の食べ物ばかりをいつも食べているわけではありません。こうしたことを考慮すると、食後すぐに歯を磨くことで歯を傷つけてしまうのはとても小さなリスクといえます。

　むしろ食後すぐ歯を磨くことで、口のなかの汚れを落とし、虫歯菌や歯周病菌が繁殖しにくい環境をつくるメリットのほうがはるかに大きいと思われます。

　あるいは、時間を気にするあまり、歯磨きをするタイミングを失ってしまうようであれば、食後すぐ磨いて少しでも長く口内を清潔な環境にするほうがトラブルを防げます。

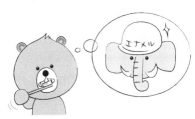

Q8. 赤ちゃんはいつから 歯磨きをはじめればいいの？

A. 乳歯が生えたら歯磨きの習慣づけを。まずはじめは、ガーゼや綿棒で汚れを取ることからはじめましょう。

 小さい頃からの歯磨きが重要

　お子さんがいる方は、いつから歯磨きをすればいいのかお悩みになることもあるでしょう。歯磨きの習慣は、「乳歯が生えはじめたら」意識することをおすすめします。乳歯はだいたい生後6〜9ヶ月頃から生えはじめます。ご自身の膝の上にのせて、口のなかを観察したり、清潔な指で口のなかを触ると、歯が生えているかを含めて状態をよく確認できます。

　はじめのうちは、ガーゼや綿棒などで汚れを拭くようにして、慣れてきたら乳児用の歯ブラシで1〜2回ちょんちょんと歯に触れる練習から開始しましょう。

　子どもは、上唇の裏側を触られるのを嫌がりますが、やさしく触れ続けると触られることに慣れてきます。指や、歯ブラシの刺激に慣れてきたようなら、歯を見ながら1本ずつやさしく磨きます。1本5秒くらいで十分です。強過ぎたり、長過ぎたりしてお子さんが歯磨きを嫌にならないように気をつけましょうね。お子さんの歯磨きをするときにおとなしく我慢して歯磨きが上手にで

きたら、ほめてあげることも忘れないでください。

　また上唇をめくるとミルクのかすがついていることがあります。この部分は唾液による自浄作用が少ないので、ガーゼで拭うなどしてあげるといいでしょう。歯は生えかけのときが一番虫歯になるリスクが高い状態です。歯茎に埋まっている歯の周りの汚れを丁寧に取ってあげることで、生えたての歯をケアすることができます。

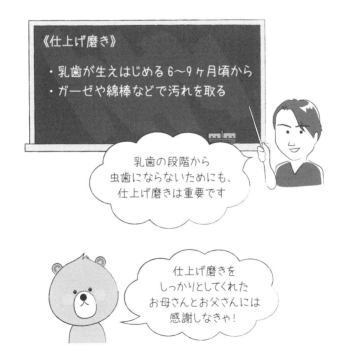

Q9. 仕上げ磨きは いつまで必要？

A. 一般的に 10 ～ 12 歳まで行うことが推奨されています。お子さんの歯磨きの癖を知って正しく指導してくださいね。

正しい歯磨きの習慣を身につける！

　お子さんが自分で歯磨きをして、そのあとにお母さんやお父さんが仕上げに歯を磨いてあげる仕上げ磨きは、具体的に何歳まで行うべきかハッキリと定められているわけではありません。歯医者さんの多くは、10 ～ 12 歳くらいまでは仕上げ磨きをするよう推奨していますので、そこをめどにするといいと思います。

　ただ、歯磨きが上手にできない、あまり好きではなさそうなお子さんの場合、放っておくと虫歯になってしまいますので年齢にとらわれず注意深く観察して、必要があればサポートすることが必要です。目安としては、乳歯の生えてくる 8 ヶ月が歯磨き開始のタイミングです。奥歯が生えてくる 1 歳 6 ヶ月頃までに歯磨きの習慣が定着することを目指しましょう。

　子どもの歯である「乳歯」から大人の歯である「永久歯」に生え変わる期間は、だいたい 6 ～ 12 歳までです。その間は、乳歯と永久歯が混ざり合っている「混合歯列期」と呼びます。このと

きは、生えたての永久歯、完全に生えた永久歯、そろそろ抜けそうでグラグラしている乳歯がある状態です。抜けている歯もあったり、それぞれの歯の大きさがバラバラなので、汚れがつきやすく磨きにくい時期です。

　生えたばかりの永久歯は、乳歯よりも丈夫ですが、象牙質がまだやわらかいため虫歯になりやすく、進行もしやすい傾向にあります。この時期にしっかり歯磨きしておかないと、せっかく生えた永久歯が虫歯になってしまうかもしれません。

　仕上げ磨きは、保護者がお子さんの後ろに立って行うか、お子さんがじっとしていない場合は保護者の膝の上に寝かせて、安全に口のなかを見るようにしましょう。

　歯磨き粉を使いはじめたら、寝かせて仕上げ磨きをしてしまうと歯磨き粉を飲み込みやすくなるので、お子さんを立たせて歯磨きしましょう。前歯と奥歯の仕上げ磨きのポイントをお伝えしますので、参考にしてみてくださいね。

● 前歯

　上唇と歯茎をつないでいる「スジ」の部分に歯ブラシがあたると痛がるお子さんが多くいます。仕上げ磨きをするときは、歯ブラシを持っていない方で上唇を指で持ち上げて、「スジ」の部分を指で隠して行うとうまくいきます。

● 奥歯

　奥歯は歯垢が溜まりやすい場所なので、歯ブラシを奥から手前にやさしく動かすようにして歯垢を取り去りましょう。

仕上げ磨き中は、話しかけたりお子さんとコミュニケーションを取ることを心がけると気もまぎれて、飽きずに磨くことができるでしょう。

　前述した通り、睡眠中は唾液の分泌が減り細菌の量が増えるので、寝る前だけでも仕上げ磨きをすることをおすすめします。大人の歯が生えそろう 12 歳までに、正しい歯磨きが習慣づけば一生役に立ちます。根気強く指導して、自分で自分の歯を守れるようにしたいですね。

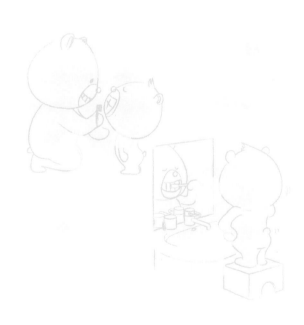

Q10. 歯磨き粉には、なにが入っているの？効果はあるの？

A.

奥が深い「歯磨き粉の世界」にようこそ。数多ある種類のなかからお気に入りのものを見つけると歯磨きタイムが楽しくなります。でも、「磨いたつもり」には要注意。

歯磨剤にもいろいろあります

　歯磨き粉のことを、歯科医は「歯磨剤」と呼ぶことがあります。
　歯磨剤は、下の表に示す通り、基本成分と、医薬部外品の「薬用歯磨き類」に配合される薬効成分とで構成されています。

薬効成分

（1）研磨剤

　歯面に沈着した歯垢や着色性沈着物（ステイン）などを落とす役割があります。ただし、強力なものは歯に負荷をかけてしまいますので、高頻度で使うことはおすすめできません。

（2）発泡剤

　泡立つことによって、他の成分が口内へ広がりやすく、汚れを落とすための洗浄効果が上がります。磨いた気になりやすくなる点には注意をしたいところです。

（3）香味料

匂いや味を含むものを指します。歯磨き中の爽快感が増すとともに、消臭にも一役かっています。他の成分特有の匂いや味を和らげる働きもあります。

（4）湿潤剤

歯磨剤の乾燥を防ぐとともに歯磨剤に湿り気を含ませる働きがあります。

（5）粘結剤

研磨剤をはじめとする研磨剤と液体成分の分離を防ぐとともに、適度な粘性を与えて泡立ちを調整します。

（6）着色剤

歯磨剤の色味などを調整をします。

（7）保存料

歯磨剤の防腐や劣化などの変質を防ぐ働きがあります。

薬効成分

含まれる成分により、炎症を抑えたり、ブラッシングの効率を上げたり、また歯質の強化をしたりします。以下に期待される薬効と代表的成分について示します。ご自身がお持ちの歯磨き粉の成分表示を見てみてください。専門的なものもあるので、細かい部分は読み飛ばしていただいても構いません。

（1）虫歯予防に対する働き

①歯質の強化

「フッ化ナトリウム」「モノフルオロリン酸ナトリウム」「フッ化第一スズ」などのフッ化物は、歯を構成する成分に働きかけることで、歯の耐酸性を向上させる働きがあります。

②虫歯菌に対する作用

「塩酸クロルヘキシジン」「グルコン酸クロルヘキシジン」などの殺菌・抗菌剤は虫歯菌の繁殖を抑制します。

③虫歯菌から生まれる粘着質

「デキストラナーゼ」などの酵素は、虫歯菌が作り出すネバネバのもとである「デキストラン」を分解して、虫歯菌を歯面から取りやすくします。

（2）歯周病の予防または治療

①ヒノキチオール

タイワンヒノキ材から抽出された成分で、歯肉の炎症を抑える効果があります。

②アラトイン

組織を活性化する作用と清浄・止血作用などがあります。歯肉の炎症を抑える効果もあります。

③塩化ナトリウム

お口のなかを清掃するときに、古来より使用されている「塩」です。塩が溶けるときに水分を取り込むので、炎症によっ

て腫れた組織を引き締める効果があります。以前に流行した「つぶ塩」は、この効果よりも、研磨剤の作用を有します。

④トラネキサム酸
歯肉の炎症による出血を促進する「プラスミン」の作用を抑えることで、歯肉からの出血を抑制します。

⑤塩化リゾチーム
市販のかぜ薬に含まれている成分で、炎症によって生み出される分泌物の分解酵素です。歯周病によって歯肉に形成される付着物を取れやすくします。

⑥酢酸トコフェロール
歯肉の血管の強化をすることで、出血を抑えて歯肉の血行を回復します。

これは、医学書レベルの内容に近いので、すべてを理解して歯磨き粉を選ぶ必要はありませんが、口のなかに入れるものですのでなにが含まれているかわかると安心ですよね。

市販されているほとんどの歯磨き粉には発泡剤が入っていますが、爽快感があるため、2回くらい歯ブラシを動かしただけでも「磨いた気」になります。肝心なのは、口内の歯垢を落とすことなので、爽快感のある歯磨き粉を使うときほどより丁寧なブラッシングを心がけてください。

第4章

歯の病気に
まつわるお話

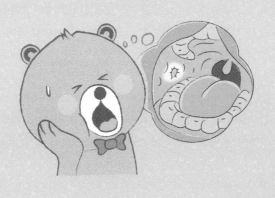

A. 10代後半〜20代前半に生える永久歯。諸説はありますが、平均寿命が短い時代、そのときすでに親は亡くなっていて、その歯を見ることができないから「親知らず」というそうです。

🦷 親知らずは早めの対処をしましょう

　「親知らず」とは、だいたい10代後半から20代前半に生える永久歯のことを指します。正式には「第三大臼歯」（P147参照）と呼ばれ、別名では智歯ともいいますが、上顎と下顎の最も奥に生えます。

　平均寿命が40〜50歳前後だった時代の人は、たいてい自分の子どもの「親知らず」が生えてくる前に亡くなってしまってこの歯を見ることができませんでした。このことが名前の由来だといわれています。

　そんな親知らずですが、生える本数は昔から上に2本、下に2本で計4本です。このすべてが生えそろっている成人の日本人は約半数といわれています。しかし、古代人のほとんどは親知らずが上下生えそろっていたそうです。これは、古代は食物の調理法が少なかったことから硬いものが多く、顎の力が必要だったからだと考えられます。

　次第に食物の調理法が増えて、やわらかいものを食べる機会が

増えたことで顎が小さくなり、すべての歯が納まらなくなったといわれています。

　ちなみに、親知らずは英語で「wisdom tooth（知恵の歯）」といいます。これは、「大人になって物事の分別がつくようになった頃に生える歯」という意味。だいたい生えはじめる10代後半から20代前半は、子どもから大人に変わる時期。親知らずが生えたということは、大人になったサインともいえます。

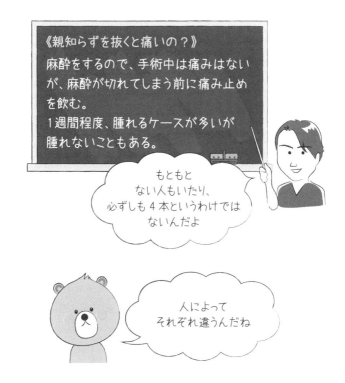

《親知らずを抜くと痛いの？》
麻酔をするので、手術中は痛みはないが、麻酔が切れてしまう前に痛み止めを飲む。
1週間程度、腫れるケースが多いが腫れないこともある。

もともとない人もいたり、必ずしも4本というわけではないんだよ

人によってそれぞれ違うんだね

Q2. 親知らずって 生えたら抜くべき？

A. 親知らずを抜くべきか抜かないほうがいいかは、正しく機能しているかを見極めて判断します。ちなみに、抜いても小顔になることはありません（笑）。

親知らずを抜いて小顔になる!?

　前述した通り、現代は食品の調理法も増えてやわらかい食べ物を食べる機会が増えたことから、顎の骨は小さくなってきています。しかし、「歯の大きさ」はさほど変わっていないことがわかっています。そのため、比較的成長したあとに生えてくる親知らずは、生えても顎のなかでスペースがなく、他の歯のようにまっすぐ生えてこないケースがよく見られます。

　例えば、斜めに生えて一部分だけ歯茎から見えたり、水平に生えてとなりの歯を圧迫するようなものもあります。この場合、放っておくと、虫歯や歯並びの悪化・歯茎の腫れ・顎関節症（顎が動きにくくなったり、痛みを伴う症状）の原因となります。

　斜めに生えてきた場合、隣の歯との間に隙間ができるので汚れが溜まり、その部分が虫歯になる傾向にあります。この場合は、抜いてしまったほうがいいでしょう。

　まっすぐに生えて、噛み合わせに問題なければ抜く必要はあり

ません。ちなみに、「親知らずを抜くと小顔になりますか?」と
よく聞かれますが、それは都市伝説です。親知らずを抜いても、
顎の骨が収縮するわけではありません。これをお伝えするとみな
さんガッカリされるのですが、小顔にはならないのです。

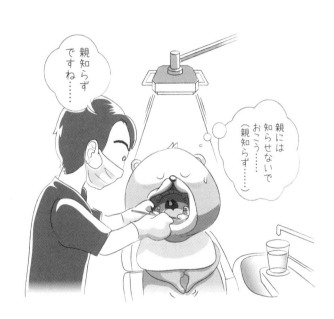

Q3.
歯ぎしりってなんでするの？

A. いまだ直接的な原因は解明されていません。一般的にストレスが原因と考えられ、噛みしめることで解消しているといわれています。ひどい人は、健康的な歯を歯ぎしりでだめにしてしまうこともあります。

🦷 歯ぎしりには3パターンある

　通常、人と話さないときや寝ているときの上下の歯は、少し隙間があり、これが歯にストレスがない状態です。この状態で、歯と歯の周りの組織を休ませているのです。これを「安静位空隙（あんせいいくうげき）」といいます。しかし、食いしばり癖がある人はこの時間が極端に少ないため歯にダメージが及びます。

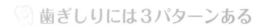

歯と歯がくっついている状態である時間は1日に15分といわれています。寝ているときに食いしばっていたら歯と歯がくっついている状態は6時間以上に及びます。それでは、歯がすり減り、顎を動かしている筋肉が疲れてしまうわけですよね。

　では、なぜ歯ぎしりをするのでしょうか。詳しい原因はわかっていませんが、遺伝や飲酒、喫煙、カフェイン摂取、ストレスなどの関与が指摘されています。

　歯ぎしりを放っておくと、せっかく治療した歯の詰め物が欠けたり、すり減ったり摩耗する原因になります。また、噛む力が強い人は、詰め物や歯を割ってしまうこともあります。治療中の歯

ではなく、もともと健康な歯であっても、歯ぎしりを繰り返すことでだんだん歯が揺れてきたり、割れたりすることもあります。

　歯ぎしりや食いしばりは、自覚症状がない人も多くいらっしゃいます。寝ている間「ギリギリ……」と音を立てた歯ぎしりであれば、家族が気づくこともありますが、一人暮らしの場合はなかなか気づけませんよね。また、日中、仕事に集中しているなかで知らずに食いしばる癖がある人もいます。歯ぎしりは３つの種類に分かれますので、心当たりがないか確認してみましょう。

● 「ギリギリ」と音を立てる「グラインディング（歯ぎしり）」
　上下の歯を、噛みしめながら横にこすり合わせる歯ぎしりです。
　すり合わされた歯同士で歯が削れ合い、擦り減って平らになるという特徴があります。ひどくなると、歯の詰め物が取れたり、割れたりと歯に最もダメージのある歯ぎしりです。

● グッと噛みしめる「クレンチング（食いしばり）」
　上下の歯と、顔のエラ部分にぐっと強い力が入り、噛みしめる歯ぎしりです。
　重いものを持つときに「グッ」と食いしばる様子をイメージするとわかりやすいと思います。あの状態が癖のようになって、仕事しているときや、寝ているときに力が入っている人がいます。グラインディングと違い、音は出ませんが、常に顎や両サイドのエラに力が入っているので、１日の終わりに重く疲れた感覚がある人は気づかないうちに食いしばっているかもしれません。

● 「カチカチ」と音が鳴る「タッピング」

　上下の歯を、なにか食べているときのように噛み合わせる「カチカチ！」と歯同士がぶつかった音がするのが特徴の歯ぎしりです。

　震えるように寒いとき、歯同士が小刻みにぶつかり合うのをイメージするとわかりやすいと思います。グラインディング、クレンチングに比べて該当者は少ないですが、音が鳴る歯ぎしりですので目立ち、無意識で行っていて他人に指摘されて気づく人がいます。

🦷 歯ぎしり治療には「マウスピース」を使う

　歯ぎしりの治療は、「歯ぎしり・食いしばり用」のマウスピースをはめて歯の消耗を防ぐ方法があります。このマウスピースは保険適用内でだいたい3,000円程度でつくることが可能です。自分の歯の代わりに、歯ぎしりでかかる負荷をマウスピースがカバーしているので当然消耗します。

　摩耗具合は個人差があるので、すり減ったら交換するといいでしょう。また、同時に、ご自身の意識改善も必要です。日中「あっ、噛んでるな」と思ったときは、歯を離す。これを続けることで改善されていきます。

　最近では、ドラッグストアで手軽に購入できるマウスピースもありますが、きちんと自分にピッタリ合ったものを入れなければいい効果は発揮しません。歯科医院で型取りした自分専用のマウスピースを使用することをおすすめします。

　実は、歯ぎしりは浅い眠りのときに起こることがわかっていま

す。人間は、深い眠りと浅い眠りを交互に繰り返し、深い眠りのとき筋肉の動きは抑制されています。そして眠りが浅くなると抑制が解け、その拍子に咬筋（頬の筋肉）が動き、歯ぎしりが起こると考えられるのです。

　飲酒や喫煙、ストレスなどは、睡眠を浅くする要因です。とくにストレスは、歯ぎしりにも関与しているといわれます。歯ぎしりがなかなか治らないようであれば、ストレスが発散できるよう、運動や趣味に没頭するなどの対策ができるとなおいいでしょう。

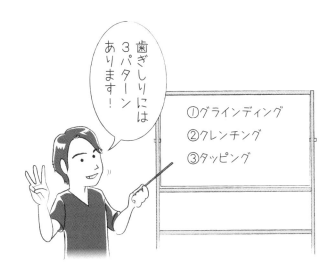

Q4.

口内炎ってなんでできるの？

A. 口内炎は軽度なものから重度のものまでいくつか種類があります。どれもストレスや疲れによる免疫力の低下、睡眠不足、栄養不足（とくにビタミンB）などが原因と考えられています。

口内炎には大きく分けて4種類存在する

　しみたり、痛みが出る口内炎。実は、なにが原因でできてしまうのかハッキリと解明されていません。一般的には、ストレスや疲れによる免疫力の低下、睡眠不足、栄養不足などが原因と考えられています。とくにビタミンBが不足すると、口内炎はできやすいと考えられています。

　ひとくちに「口内炎」といっても、大きく4種類に分けられ、症状が異なります。

● アフタ性口内炎

　一般的な口内炎で、表面が白、または黄色の膜で覆われている健康な粘膜との境界線がハッキリとわかる口内炎。

　できやすい箇所は、頬の内側や舌、唇の裏側や歯茎など。悪化すると痛みがあり、食べ物がしみます。通常1～2週間程度で自然に治りますが、繰り返しできるものは「再発性アフタ性口内炎」と呼ばれます。

●ヘルペス性口内炎

口内だけでなく、唇の外側にもできる口内炎。

ヘルペスウィルスに感染することで症状が現れます。感染した場合、潜伏期間を経て場合によっては発疹や高熱、さらにリンパの腫れといった症状も出ます。ヘルペスウィルスは、口内炎が治ってからも体内に潜伏し免疫力を下げるので、疲れを感じやすくなったり、口内炎が再発しやすくなります。

●カンジダ性口内炎

口内でカンジダというカビが増えて、悪化すると舌のしびれや味覚異常を発症する口内炎。

赤ちゃんにも発症する危険性があるので注意です。

●カタル性口内炎

口内が炎症し、赤く腫れて熱を持つ口内炎。

炎症の他、斑点、水泡、ひび割れなどが現れる場合もあります。炎症が強い場合は、表面が白くなり、唾液が粘っこく変化し口臭が気になることも増えます。腫れにより味覚が鈍るのも特徴のひとつです。

もし今、口内炎の症状が見られるようであれば、お近くの歯科医院に相談して、適切な処置を受けましょう。治し方については、次ページで紹介します。

長引く口内炎の場合は、口腔癌の可能性があるので、口内炎を甘く見ないほうがいいでしょう。

Q5. 口内炎って どうやって治すの？

 A. 口内炎がひどい場合は、保険適用範囲内の レーザー治療で焼いてもらうことをおすすめ します。

🦷 口内炎にはレーザー治療も有効

　口内炎は自然治癒するものもありますが、しばらくたっても治らない、痛みが引かない場合は、歯科医院で診てもらいましょう。レーザーで患部を焼いたり、薬を塗るなどの治療が可能です。

　口内炎ができたばかりのときは、痛みを感じても歯磨きは怠らないようにしましょう。痛いからといって歯磨きをサボると、口内で細菌が繁殖し、炎症がひどくなります。このとき、アルコール入りのマウスウォッシュを使用するとしみるので、アルコールが入っていないものか低刺激タイプを選ぶことをおすすめします。

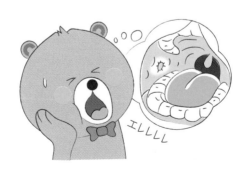

エLLLL

Q6. 口内洗浄液って なんのために使うの？

A. 歯磨きの効果を補う補助的な役割です。口内洗浄液だけで、口内汚れは除去できませんが、歯磨きとのW効果で満点に近い洗浄効果が期待できます。

口内洗浄液は歯磨きの代わりにはならない

　歯磨き粉と同じように、口内洗浄液も多くの種類がありますよね。爽快感や香りがあるものは、これだけで口のなかがスッキリとした感覚になりますが、前述した通り、実際はそれだけで口内の汚れがすべて除去できることはありません。

　口内洗浄液は、あくまで歯磨きの効果を補う、補助的な役割のものと考えるべきです。口内をキレイにするには、やはり歯磨きを行うことが重要です。ただ、食事後にどうしても歯磨きをする時間がないときは、口内をそのままにしておくよりは口内洗浄液で口のなかを洗うことをおすすめします。

　何度もしつこいようですが、これで口内の汚れをすべて除去できるわけではありません。あくまでも「やらないより、やったほうがいい」という意味です。口内洗浄液は、歯磨きの代わりにはならないので、頼り過ぎないようにしましょうね。

　口内洗浄液は、歯磨きの効果を補うものとしては効果があるので、虫歯や歯周病予防のために積極的に活用しましょう。

🦷 口内洗浄液には2パターンある

　口内洗浄液にはさまざまな種類があり、その効果も厳密にはそれぞれで異なりますが、配合されている抗菌剤の性質によって、大きく2つに分類することができます。「イオン系抗菌薬」を配合した口内洗浄液と、「非イオン系抗菌薬」を配合したものです。

　イオン系抗菌薬は、歯の表面に付着し持続的に抗菌効果を発揮するというメリットがありますが、バイオフィルムのなかには浸透しにくいというデメリットがあります。

　イオン系の口内洗浄液には、塩化セチルピリジニウムを配合したガムデンタルリンスやモンダミン、塩化ベンゼトニウムを配合したネオステリングリーンなどがあります。

　一方で、非イオン系抗菌薬は、バイオフィルムに浸透しやすいメリットがありますが、効果が持続しにくいというデメリットがあります。非イオン系の抗菌薬には、ポピドンヨードやエッセンシャルオイルを配合したリステリンなどがあります。

　つまり、徹底的に歯垢を除去できていることを前提に、歯の表面の抗菌効果を持続させたいなら、イオン系の「ガムデンタルリンス」「モンダミン」「ネオステリングリーン」が効果的で、歯磨きと歯磨きの間のタイミングや、歯磨きでの磨き残しが予想される場合には、非イオン系の「リステリン」などが有効ということになります。一長一短がありますので、どちらがいいとはなかな

かいえません。また、ものによってはアルコールが入っていて、粘膜が過敏な方には向かないものもあります。詳しくは、かかりつけの歯医者さんと相談して決めるのがいいでしょう。

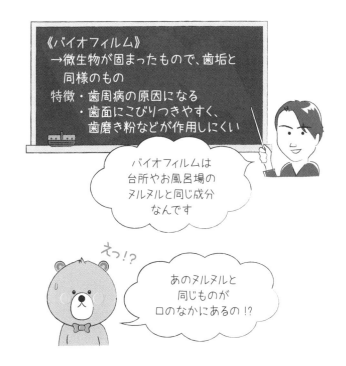

《バイオフィルム》
→微生物が固まったもので、歯垢と同様のもの
特徴・歯周病の原因になる
　　・歯面にこびりつきやすく、歯磨き粉などが作用しにくい

バイオフィルムは台所やお風呂場のヌルヌルと同じ成分なんです

えっ!?

あのヌルヌルと同じものが口のなかにあるの!?

Q7. 歯茎ってそもそも なんのためにあるの？

A. 食べ物や細菌から歯を守り、咀嚼の衝撃から歯を守るクッションの役割。日々の歯の健康維持に関わっている大切な組織です。

歯茎はどのように構成されているのか

歯茎は、歯の根っこ（歯根）を囲む組織のことです。

歯茎があることで、食べ物や細菌が歯槽骨（顎の骨のうち歯を支える骨）に侵入するのを防いだり、咀嚼時の衝撃から歯を守っています。もし、歯茎がなかったら食事のときの咀嚼の力や動きにより歯や歯槽骨を痛めつけてしまうことでしょう。そんな歯茎は、以下の3つからできています。

① 付着歯肉（ふちゃくしにく）
② 歯間乳頭（しかんにゅうとう）
③ 遊離歯肉（ゆうりしにく）

①付着歯肉

付着歯肉は、歯槽骨の周りを保護する動かない部分です。

2 歯間乳頭

　歯間乳頭とは、歯と歯の間の隙間にある Y 字部分の歯茎のことです。この歯間乳頭は、刺激に弱く炎症しやすくて腫れやすいのが特徴です。また、歯垢が溜まりやすい場所です。歯周病や、力の強過ぎるブラッシング（歯磨き）、歯間ブラシやデンタルフロスのやり過ぎによるダメージなどで歯肉退縮（歯の周りの組織がすり減ることで歯根が露出した状態になること）を起こしやすく、一度、歯肉退縮を起こすと再生するのが難しいデリケートなものです。

3 遊離歯肉

　遊離歯肉とは、歯間乳頭の上にあり歯と緩く付着しています。指で触ると動く部分です。

　歯茎は、歯や歯槽骨を守る働きのほかに、免疫としてのバリア機能もあります。

　新陳代謝によって、歯肉の表面にはたくさんの細菌が長期間付着しにくく、歯肉の細胞同士の間には、外からの細菌や毒素などと戦い、分解する細胞がたくさん生体内を移動しています。こうして歯肉の健康が保たれているのです。健康な歯茎は薄いピンク色で引き締まっています。自分の歯茎に異変がないか、毎回の歯磨き時にチェックするといいでしょう。

Q8.
なぜ歯に着色するの？

A. 歯の表面は凹凸があり、そこに飲食品の色素が付着するため。喫煙者は着色しやすく、虫歯にもなりやすいのでご注意を。

着色には2つの要因がある

　歯の着色汚れは、歯の外側が着色する「外部要因」と歯の内側が着色する「内部要因」に分けられます。

　外部要因は、「ステイン」と呼ばれる飲食品に含まれているポリフェノールなどが唾液のたんぱく質と結合した汚れが歯に付着することを示します。

　一見ツルッとして見える歯ですが、歯には細かい溝や穴がありそこにステインや、たばこのヤニが付着し、歯が黄ばんで見えるのです。コーヒー、紅茶、ワインやお茶に含まれている渋みの成分（タンニン）は、カルシウムや鉄などの金属イオンと結びつきやすく、いったん歯の表面に沈着すると、なかなか取れないという性質があります。

　また、たばこの「ヤニ（褐色の粘液）」は、ステインよりも粘着力が強いため歯の表面に付着すると簡単には落ちません。粘着力があるので、さらにそこにステインがついて黄ばんで見えやすくなります。ステインだけでなく、虫歯の原因になる細菌もつきやすいので、喫煙者は虫歯になりやすいといわれています。

内部要因は、加齢によって歯の表面の半透明色のエナメル層が
すり減り、歯の内部の象牙質は次第に厚くなっていくことで、歯
が黄色く見えることなどです。これは誰にでも起こります。また、
「レジン」という歯の修復物（詰め物）の変色、抜髄（神経を取
ること）や歯髄が化膿することで歯の色は変化します。。

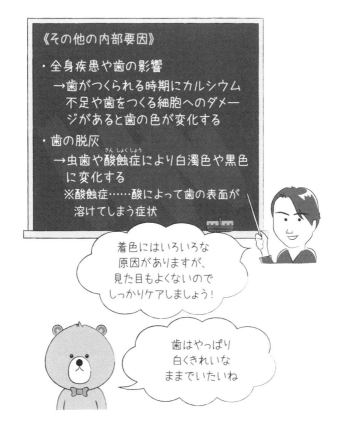

《その他の内部要因》

・全身疾患や歯の影響
　→歯がつくられる時期にカルシウム
　　不足や歯をつくる細胞へのダメー
　　ジがあると歯の色が変化する

・歯の脱灰
　→虫歯や酸蝕症により白濁色や黒色
　　に変化する
　　※酸蝕症……酸によって歯の表面が
　　溶けてしまう症状

着色にはいろいろな
原因がありますが、
見た目もよくないので
しっかりケアしましょう！

歯はやっぱり
白くきれいな
ままでいたいね

冷たいものを食べると、
どうして歯がしみるの？

A. 象牙層が露出し、冷たい刺激が神経に達しているため。虫歯が進行しているか、歯ぎしりによってエナメル層がすり減り象牙層が露出している場合も。

歯がしみるのはトラブルのサイン

冷たいものを食べたとき「キーン」と歯がしみるのは、象牙質の露出が原因です。

象牙質は、白いエナメル層で覆われているのですが、なんらかの理由で露出した場合、表面に開いている小さな穴から冷たい刺激が神経に伝達します。健康的な歯の状態であればしみないので、トラブルが起きているサインと考えられるでしょう。

●虫歯でしみる場合の症状

虫歯が進行して、歯が溶けて穴が開き神経がむき出しになると、冷たいものを食べるとしみるでしょう。この場合、チョコレートなどの甘いものを食べてもしみます。鏡で確認して、歯がしみる部分が黒くなっている状態であれば、虫歯であると考えていいでしょう。虫歯が原因の場合は、進行すると痛みの強さ・頻度ともに増えていき、最終的には激痛を伴います。なるべく症状が軽いうちに歯科医院を受診してください。

●知覚過敏の場合

　加齢により歯茎が下がることで、歯の根っこが露出し象牙質がむき出しになることがあります。この場合、冷たいものを食べたとき「キーン」と刺激を感じます。長くても1分程度でやがて治まります。

　また、歯は日々少しずつ摩耗されていくので、咀嚼により歯がすり減って象牙質があらわになることもあります。咀嚼の力強さは、人それぞれですが、歯ぎしりや食いしばりなどの癖があれば摩耗は早まります。

　転んで歯が折れて、象牙質がむき出しになるケースもあります。この場合、欠けた部分に細菌が入りやすく、虫歯になりやすいので、冷たい刺激を感じなくても、早めに治療しましょう。

　食べ物や飲み物で、エナメル層が溶けることもあります。

　例えば、炭酸飲料や酸っぱい食べ物は強い酸性なので、長時間摂取したりよく食べる習慣があると、エナメル層が溶けて象牙質が露出します。象牙質は、エナメル層よりも弱い酸で溶けるのでどんどん溶けていき、冷たい刺激をより感じやすくなるでしょう。

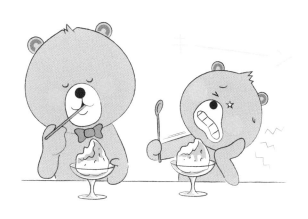

Q10. 口が臭くなるのはなぜ？

A. 歯垢、舌苔、入れ歯の掃除がしっかりとできていないことが原因であることがほとんど。まれに鼻・のど・肝臓疾患など他の病気が原因の場合もあります。

口臭の原因はもちろん口のなかに

口臭の原因は、90％以上は口のなかにあるといわれています。歯磨きで落としきれなかった食べ物のかすなどのたんぱく質が、口内で細菌に分解・発酵される過程で「硫黄化合物」になります。硫黄化合物は気化しやすくガスとなり、悪臭を放つのです。

現在わかっている硫黄化合物は3つで、臭いは以下のように例えられることが多いです。

・卵が腐ったような臭い→「硫化水素」
・たまねぎが腐ったような臭い→「メチルメルカプタン」
・キャベツが腐ったような臭い→「ジメチルサルファイド」

硫化水素は、温泉地や火山などで発生されるもの。高濃度であれば毒ガス指定される有毒なものです。ジメチルサルファイドは、生ごみが腐ったような嫌な臭いです。メチルメルカプタンは、3つのなかでも最も臭いが強い物質です。

歯周病になると、歯と歯茎の間に溝ができます。そこに食べ物のかすが溜まりやすくなり、臭いのもとになる細菌と結合した硫黄化合物ができやすくなります。そのため歯周病の人をチェックすると、メチルメルカプタンの数値が高いのです。歯周病が悪化して、歯根に膿が溜まるようになるとさらに強烈な臭いになります。胃腸など内臓の不調などでも口臭は出ることがあります。

舌苔とは？　歯周病の人の口が臭うわけ

　舌の表面にある白い苔。舌には、舌乳頭（ぜつにゅうとう）という細かい突起があり、そこに食べかすや細菌が溜まり、舌苔ができます。細菌が多いと、臭いのもとになる硫黄化合物ができやすい環境なので、口臭ケアは舌に舌苔が溜まっていないかにも気を配る必要があります。

　歯磨きとは別に「舌磨き」を行う人がいますが、加減がわからず舌を傷つけてしまう人もいます。味覚を司るデリケートな場所ですので、通常の歯磨きとうがいを丁寧に行うケアで十分だと思います。

　舌に舌苔が溜まっているようだと、周りの人にも口臭が気づかれやすくなります。歯にも悪影響を及ぼしているので、自分の周りにそのような人がいれば、すぐ歯科医院へ行くように促しましょう。

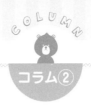

口臭への適切なケアの方法は？

鼻呼吸を心がけ、唾液の分泌促進のために、食事はよく噛んで食べましょう。

★口臭対策には唾液の分泌がカギ

　唾液には、細菌の繁殖を抑える働きがあります。日頃から口呼吸の人は、口内が乾き唾液の分泌量が減ります。そうなると、細菌が活発になりますので口呼吸の人は口臭には気をつけたほうがいいでしょう。

　唾液が分泌されると口内細菌の働きを抑制し、虫歯になりにくく口臭も気にならないお口になります。口臭ケアは、日頃の歯磨きに加えて唾液を分泌しやすい環境をつくることが大切なので、この点に気をつけるとより効果的です。

　まず、こまめに水分補給し口腔の乾燥を防いでおきましょう。またカテキン効果のある緑茶を飲むと消臭効果が高まり、なおいいです。喫煙も口臭の元になるのでなるべく控えましょう。

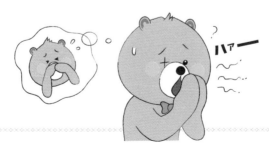

第 5 章

矯正・セラミック・
ホワイトニングについて

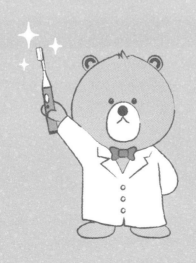

Q1. 歯の矯正ってどうやるの？

A.
①ワイヤー矯正・②裏側矯正・③マウスピース矯正・④セラミック矯正の４つの手法があります。

 矯正には大きく分けて４種類ある

　歯並びが悪いと、効率的にものを噛むことができなくなったり、不適切な力が顎の関節などに伝わったりするようになります。すると、顎関節症や顔のゆがみ、頭痛や肩こりなどの原因となることもあるのです。

　また、食べ物を十分に咀嚼しないまま飲み込むことで、消化管への負担も大きくなります。ですので、体のためにもきちんと歯並びをよくしたほうがいいのは確かです。そういった噛み合わせの観点に加えて、近年は一般の方々でも歯に関する美意識がグンと高まり、見た目の美しさを求めて矯正を希望される人がとても増えました。予算や治療期間は矯正方法によってさまざまです。それぞれメリットとデメリットがありますので参考にしてくださいね。

①ワイヤー矯正

　矯正用のワイヤーとマルチブラケットを用いた矯正法で個人差はありますが、おおよそ２年ほどかかります。これらを用いるこ

とで、幅広い症例に適応でき、歯を移動する効果も高い治療法となります。歯にブラケットを取りつけ、ワイヤーを通して動かしたい方向に向かって徐々に移動させることで、歯並びを整えます。ブラケットに食べ物の汚れが引っかかりやすく、歯磨きがしにくいのがデメリット。フロスを通すこともできず、虫歯をつくってしまう方も多くいらっしゃいます。また、3～6週間ごとに矯正装置を調整するための通院が必要です。ワイヤーの調整時に痛みを伴うこともあります。

2 裏側矯正

文字通り、歯列の裏側に矯正装置を設置する方法で、目立ちにくいという大きなメリットがあります。審美性を優先される方にはおすすめの矯正法といえます。社会人になってから歯並びを治したい人には好まれる矯正方法です。しかし、歯の裏側に装置をつけるので、舌にあたり発音しにくくなる人もいます。また、通常の表側矯正と比較すると、費用もさることながら、期間も2～3年とより長くなる場合があります。

3 マウスピース矯正

着脱式の透明なマウスピースを装着して、歯並びを改善する方法です。食事の際や歯磨き時には取り外すことができますが、1日20～22時間の使用を推奨しています。この時間を下回ると歯の動きが悪くなる可能性があります。期間としてはこれも個人差はあるのですが、3ヶ月～2年間かかる場合があります。またマウスピース矯正は、矯正時の痛みも少なく審美性を担保できるので、当院では一番人気となります。

④セラミック矯正

　歯を動かす矯正ではないのですが、歯の形を一定に整えたい場合に、セラミックの被せ物を装着することで、歯の形や大きさ、ちょっとした歯並びの乱れを改善する治療法です。最短で即日に施術が完了するので、近年とても人気のある処置ですが、矯正という名前はついているものの、正確には矯正ではありません。

　歯列矯正治療のほとんどは、公的医療保険の対象外となるため自由（自費）診療となります。自由診療とは、治療費を患者さんが全額自己負担で行う保険適用外のものです。
　見た目に関わる治療になりますので、お仕事や学校の状況などのライフスタイルと予算をよく考えて、どんな矯正方法がいいかを判断しましょう。矯正を検討している人は、一人で考え込まず、歯科医と相談して後悔のないようにしてくださいね。

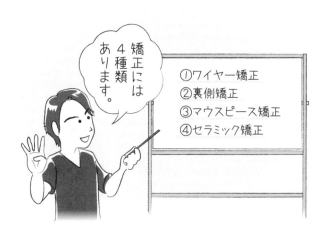

矯正には
４種類
あります。

①ワイヤー矯正
②裏側矯正
③マウスピース矯正
④セラミック矯正

Q2. 矯正って1回したらきれいな 歯並びを維持できるの？

A. 維持できません。徐々に微妙に歯が動いています。どこまで完璧さを求めるかにもよりますが、2回目・3回目の矯正を行う人もいます。

矯正後は「リテーナー」の使用がおすすめ

矯正の治療が終わったばかりの歯は、歯の根を支える部分が動きやすい状況にあります。時間をかけて歯を移動させていく矯正ですが、歯は一生動き続ける性質があります。舌の動きが特徴的な人の場合、動くのも早いでしょう。矯正後のこうした後戻りを防ぐために、「リテーナー」と呼ばれる「保定装置」の着用をおすすめしています。リテーナーとは、きれいに整ったあとの歯並びを今の位置で固定させるための装置です。

歯を安定させるために必要であり、歯が動きやすい一定期間が終わるまでつけ続けることが望まれます。リテーナーは、「マウスピース型」「ワイヤー型」があり、それぞれ値段が異なります。

矯正の先進国アメリカでは、生涯で2〜3回矯正を行うのは珍しくありません。これは、審美的な意識が高いことと、一度矯正しても後戻りすることが多いので、その調整のため理想の歯並びにしていくという考え方によります。1回目は子どものうちに歯並びを治すためにワイヤー矯正を行います。その後、後戻りをし

た場合、ワイヤー矯正は痛みを伴うので2回目はマウスピース矯正にして微調整するという具合です。

実際に矯正をしているからこそ お伝えできるお話

　ちなみに、マウスピースを用いた2回目の矯正は私や医院のスタッフも経験しています。スタッフのみんなはだいたい子どもの頃に歯並びを治して、大人になってズレてきたため2回目を行っているという場合がほとんどです。ですので、同じような状況でマウスピース矯正を検討している人はぜひスタッフに相談してみてください。経験者ならではのメリットやデメリットをお伝えできると思います。

　また、2回目のマウスピース矯正をはじめたけれど期待以上に歯が動かなかったというケースもあります。そういった場合は、ワイヤー矯正や他のやり方を検討したほうがいいでしょう。

　ですが、近年、マウスピース矯正の人気が高まっているからか「マウスピース矯正のみ」を行っている歯科医院も多く見受けられます。そのようなところは、歯科矯正に対する知識も限定的な場合も多く、他の治療法を相談できないこともあるようです。

　せっかく時間を割いて歯科医院に通っているのに、頼りないと感じるでしょう。ですので、矯正を行うときはワイヤー矯正もできるなど、幅広い矯正の事例に対応できる歯科医院を選ぶことも大切であると考えます。

Q3. 矯正をすると美人になれるの？

A. 見た目の美しさの好みは人それぞれですので一概にいえませんが、矯正することで見た目の変化は望めます。

歯科における美意識

　見た目の美しさは個人の好みですので一概に「これが美しい」とはいえませんが、処置を施しますので、見た目は確実に変化します。先日、虫歯治療にいらした患者さんで、生まれつき下顎が出て、受け口（下の歯のほうが前で噛んでいる状態）気味であったため、小学校低学年のときにワイヤー矯正を行っていた女性がいました。

「歯磨きが面倒だったけど、あのまま大人になったら相当なコンプレックスになっていたと思う。大人になって骨が固定されてからだと、矯正するのも大変だっただろうから親には感謝しています」

　と話していました。男性も女性も今は、美意識が高まっている人が多いですから、悩みの種にならないように考えてもいいかもしれませんね。

また、口元の美しさの指標となるのが「Eライン」です。横顔を見たときに、鼻先から下顎の先端を結んだ線より、唇が出ていないことが美しく見えるとされています。インターネットで「Eライン」と検索すれば、該当する有名人の画像がたくさん出てきます。真顔、笑顔、横顔などいろんな角度からみて矯正の完成イメージの参考にしてみてください。

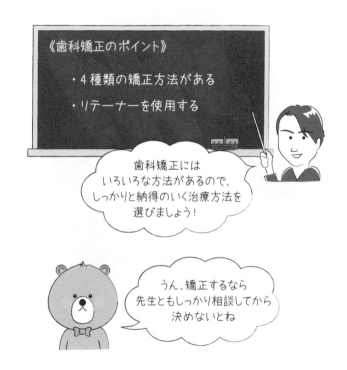

《歯科矯正のポイント》

・4種類の矯正方法がある

・リテーナーを使用する

歯科矯正には
いろいろな方法があるので、
しっかりと納得のいく治療方法を
選びましょう！

うん、矯正するなら
先生ともしっかり相談してから
決めないとね

Q4. 矯正をするとき、歯を抜きたくない場合はどうするの？

A.

口腔筋機能療法を行い、口内の悪癖を改善することで口元の前方突出が緩和することもあります。

歯並びに影響を与える6つのポイント

　歯並びが悪くなる原因は、遺伝的なものと環境的な要因が関係しています。環境的な要因とは、指しゃぶり、爪を噛む、頬杖をつく、舌の動きが悪いなどの歯並びを悪くする習慣を指します。

　主に以下が、歯並びに影響を与える行動です。知らず知らずのうちに行っていないか確認してみましょう。

① 口呼吸である
② 爪を噛む癖がある
③ 頬杖をつく
④ 食事するときに、食べ物を舌で迎え入れる癖がある
⑤ よく噛んで食べない
⑥ 舌の先がいつも上または下の前歯の裏に触れている

　これらの行動は、口の周りの筋肉を緩ませたり、たるませたりする原因になっています。口元の筋肉の緩みは、歯や噛み合わせ

に影響を与えます。とくに指しゃぶりや口呼吸、舌が置かれている位置は歯並びに大きく関係しているのです。

　口元の印象を変えたいけど、歯は抜きたくないという人は、口の周りの筋肉を鍛える方法「口腔筋機能療法」で口元を引き締めるのもひとつの方法です。

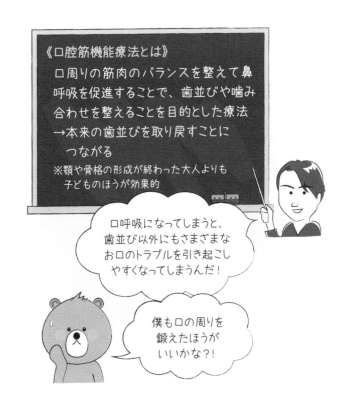

《口腔筋機能療法とは》
口周りの筋肉のバランスを整えて鼻呼吸を促進することで、歯並びや噛み合わせを整えることを目的とした療法
→本来の歯並びを取り戻すことにつながる
※顎や骨格の形成が終わった大人よりも子どものほうが効果的

口呼吸になってしまうと、歯並び以外にもさまざまなお口のトラブルを引き起こしやすくなってしまうんだ！

僕も口の周りを鍛えたほうがいいかな?!

Q5. セラミックってなに？
　　メリット・デメリットを教えて！

A. セラミックは「陶器」のことです。一定の耐久性があることから、虫歯や歯並びの矯正の被せ物などの歯科治療に最適な材質です。メリットは透明感のある歯にすることができる点で、デメリットは高額な治療になるケースもある点です。

セラミックにも適材適所がある

　これまでにもセラミックについて述べてきましたが、ここでは改めてより詳しくお伝えしていきます。

　セラミックは、陶器と同じ素材でつくられています。

　銀歯のような金属の被せ物・詰め物に比べて、人体との親和性の高い素材です。見た目も自分の歯のような白く透明感のある美しい仕上がりを再現できます。歯科治療に使用されるセラミックを製造するメーカーは国内外にいくつかあり、メーカーにより強度や価格が異なりますので、治療に用いる際は、歯科医とよく相談して決めてくださいね。

　また、マニアックな話になりますが「どのメーカーがよい」かは、施術する歯の場所によって判断します。それは、歯によって咀嚼でかかる負荷が変わるためです。当院は「前歯だと、このメーカーがいいけれど、奥歯だとより強度を重視したこれですね」な

ど、細かくご提案しています。セラミックは、耐久性に優れている材質ですが、一生ものではありません。その後のメンテナンスが必須です。治療後の経過観察では、些細な不調も教えてほしいので、信頼関係を築けていることがベストです。セラミック治療をするときは、知識が豊富な歯科医院を選ぶことをおすすめします。

歯科治療の選択肢としてのセラミック

長い目で見たときのセラミックの経年劣化は、10年たっても9割以上が残っているという調査結果があり、丈夫です。ただその人の噛む力や、ライフスタイルによるところが大きく、セラミックは一生割れたり、欠けたりしないというわけではありません。

◎メリット
- 細菌がつきづらく、虫歯になりにくい
- 自分の歯のような透明感のある美しさ
- 10年たっても9割が残るほど経年劣化に強い

▲デメリット
- 保険適用外なので高額になるケースがある
- 自分の歯と同じくらいの強度、割れたり欠けたりすることもある

歯科治療においては根本的に、「ご自身の歯をいかに長く健康的な状態で維持するか」を考えています。虫歯になりにくく、見た目も美しいのでセラミック治療は人気ですが、だからといって

安易に自分の歯を削ってセラミックに変えることはおすすめしません。とにもかくにも自分の歯が健康であることが一番です！

「光学印象」を用いた治療方法

「光学印象」という治療方法をご存知でしょうか。簡単に説明すると、口腔内スキャナーで型取りをしたあとに３Ｄプリンターを使用して被せ物をつくる治療のことです。最短で１時間以内にセラミックによる治療を終えることができます。

　今までは歯の詰め物をつくる際に、粘土のようなもので歯の型を取り、そこに石膏を流して模型をつくり、技工士さんが手作業で製作していました。
　型取りのときには嘔吐反射（異物を口にしたときに吐き気を催すこと）が出たりと嫌な思い出のある方もいるかもしれません。また、被せ物を入れるときに調整にかなり時間を要して、疲れた経験がある方もいると思います。光学印象を用いた治療では、型取りの際に粘土は使わず、調整に時間がかかりません。それに加えて適合がよく、精度のいい治療が可能となります。

　しかし、近年普及した治療方法のため、どこの歯科医院でも行えるものではありません。また、執筆段階では保険治療外ですが、近い将来には保険適用になるともいわれています。
　光学印象を用いた治療は、歯科医師や技工士側にはかなりのスキルが求められる治療になるので、治療実績の多い歯科医師クリニックでの治療をおすすめします。

Q6. 市販のホワイトニングって 効果あるの？ 安全なの？

A. 市販のホワイトニンググッズは基本的には安全です。ただ、外国製のものを個人輸入する場合はご注意を。

ホワイトニンググッズの良し悪し

　日本で市販されているホワイトニンググッズは、国内の規制のもとで販売を許可されているので基本的には安全ですが、効果が弱いのが一般的です。効果は歯に着色汚れがある人ほど実感できるので、個人差が出てきます。ホワイトニンググッズを使用したのにもかかわらず、そんなに白さが変わっていないと感じる人はもともとの着色汚れが少ない人かもしれません。

　ホワイトニング効果を感じない場合も使い続けることで着色汚れを防げるので、歯を白く見せたい人は続けることをおすすめします。

　市販されているホワイトニンググッズには、「歯磨剤（研磨剤）」が含まれています。前述の通り、歯の健康のことを考えてつくられた歯磨き粉には研磨剤不使用なものもありますが、ホワイトニングの観点からいえば、研磨剤が含まれていたほうが着色汚れは取れます。ですが、着色を落とすことに対して過度な期待はしないほうがいいでしょう。

最近は、国内市販のホワイトニンググッズの効果が物足らず、外国製品を個人輸入して使用している人も多くいらっしゃいますよね。これは、少々危険です。なぜかというとアメリカ人に比べて、日本人の歯はエナメル層が薄いので、外国製のホワイトニンググッズだと効き目があり過ぎでしみる場合があるからです。これを続けると、エナメル層を弱くしてトラブルのもとになってしまいます。

　せっかく健康的な歯なのであれば、健康な状態を維持しつつできるホワイトニングを選びましょうね。よりホワイトニング効果を得たい場合は、毎日のホームホワイトニングと定期的な歯科医院でのオフィスホワイトニングの両方を行うといいでしょう。この２つに関して、詳しくは次の項目でお伝えします。

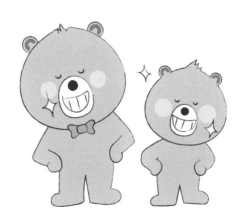

Q7. 「オフィスホワイトニング」と 「ホームホワイトニング」は どちらがいいの？

A. オフィスホワイトニングのほうが短時間で効果 があります。ライフスタイルによって併用する といいと思います。

ホワイトニングをしたいなら 両方行うのがベスト！

　前ページで、よりホワイトニングの効果を得たい人は、「オフィスホワイトニング」と「ホームホワイトニング」の両方を行うといいとお伝えしましたが、この名前をはじめて聞いた方もいらっしゃると思います。基本的な概要は以下の通りです。

オフィスホワイトニング

　歯科医院で行われる処置。過酸化水素が主成分の薬剤を使って専門家の指導の下で行うため、より短期間で効果を実感することができます。

・1回1時間程度、平均価格3万円程度
　※時間や価格は、歯科医院によって前後します。
　オフィスホワイトニング後、当日中はコーヒーやワインなど着色しやすいものの飲食は避けると効果的です。

ホームホワイトニング

　過酸化尿素が主成分の薬剤を使用して行うホワイトニング。

　過酸化水素に比べて過酸化尿素は効果が緩やかに表れるので、時間をかけて歯を白くしていきます。

　かかる時間も費用も、ものによってまちまちです。オフィスホワイトニングに行きたいけれど、なかなか時間を取りにくい人にはホームホワイトニングが人気です。

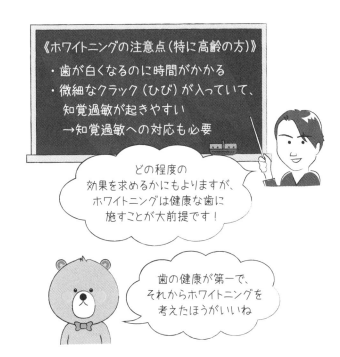

《ホワイトニングの注意点（特に高齢の方）》
・歯が白くなるのに時間がかかる
・微細なクラック（ひび）が入っていて、
　知覚過敏が起きやすい
　→知覚過敏への対応も必要

どの程度の
効果を求めるかにもよりますが、
ホワイトニングは健康な歯に
施すことが大前提です！

歯の健康が第一で、
それからホワイトニングを
考えたほうがいいね

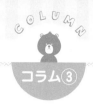

インプラントってなに？

顎の骨にネジを埋め込んで先端に人工歯をつける治療法です。ネジ部分が骨に定着するまで数ヶ月を要するため、治療期間は他の治療に比べて長期間に及びます。

　インプラントで顎の骨がどれだけなかろうとも、GBR（骨の再生を促す方法）やサイナスリフト（骨を造成する方法）といった技術を駆使して、インプラントを埋め込むことは可能です。しかし、治療後の経過が悪くなる可能性や骨を造るのに時間を余計に要するため、インプラントはできるかぎり骨が丈夫なうちに行うことをおすすめしています。

　当院でもインプラント治療は積極的に実施していますが、免疫不全や血液疾患の方、化学療法を行っている患者さんへは処置ができませんので、注意してください。また、糖尿病や骨粗鬆症（こつそしょうしょう）の患者さんなども治療前に必ず歯科医師に相談しましょう。

　また、患者さんから「手術は大変ですか？」とよく聞かれます。手術する本数や部位にもよりますが、30分以内に終わることもしばしば。深く埋まった親知らずのほうが、患者さんの負担は大きいこともあります。現在はCT（3次元データ）を用いるため、より骨の状態や神経の位置を把握した手術が行えます。

第 6 章

歯医者との
もっといい付き合い方

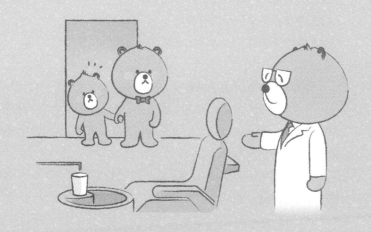

Q1. 歯科検診ってどれくらいの間隔で 行ったほうがいいの？

A. 定期健診は、一般的には3ヶ月に1回程度、お口のなかを見せていただければ十分です。個人差があるのでかかりつけの先生に相談しましょう。

🦷 定期検診はなにを診ているの？

　歯科検診は、歯のトラブルを感じていないときに口のなかを確認するために、健康診断のように受けていただくものです。検診を受けるご本人としては、トラブルがない状態と考えていても、隠れた問題点を発見することが可能になります。主に、定期検診では以下のことを行います。

・虫歯、歯周病、口臭などのチェック
・歯石や着色のクリーニング
・セルフケアのアドバイス、歯ブラシの指導など

　一般的には3ヶ月に1回程度、お口のなかを見せていただければ十分です。ただ、これはあくまで目安となる頻度です。歯が上手に磨けていない人は、月1回受診して歯の状態を確認できると虫歯になるリスクは抑えられます。
　上手に磨けている人でも、過去に虫歯治療をしている人の場合、被せ物や詰め物に汚れが溜まり虫歯になりやすくなるので、どん

なに間が空いたとしても年に1回の歯科検診をおすすめします。

　なぜ3ヶ月が1つの目安になるのでしょうか。確かに、1回歯科医院での専門的なメンテナンスを行うと、虫歯や歯周病菌は減少します。しかし、菌がまったくなくなるというわけではありません。細菌が元のように戻るのに2〜3ヶ月かかるといわれているからです。

喫煙者は虫歯と歯周病のリスクが高いので、定期検診は忘れずに

　前述のように喫煙者は、虫歯になる可能性が非喫煙者の2〜3倍あるという調査結果があるほど、虫歯になる高いリスクに晒されています。たばこに含まれている「ヤニ」は油成分のため、粘着性があります。ベタベタしているので歯につきやすく、そこに食べかすなどが付着し歯垢が溜まりやすくなります。喫煙時は唾液の量も少なく、細菌が活発化します。

　また、タバコの煙には、一酸化炭素などの有害物質が含まれており、全身の組織への酸素供給を妨げる原因になります。そのため全身の免疫力が低下して、歯茎や口腔粘膜も酸欠・栄養不足状態へと陥ります。この状態だと虫歯や歯周病になるリスクが高くなります。

　喫煙者は治療が完了しても、虫歯になりやすい環境であることには変わりないので、こまめに定期検診を受けることをおすすめします。

Q2. いい歯医者選びのコツは？

A. 「インフォームドコンセント」がしっかりしている歯科医院がベスト。コミュニケーションがきちんと取れるかにポイントを置くと、後悔のない治療につながります。

インフォームドコンセントってなに？

　最近では、歯科医に限らずいい医者選びのコツとして「インフォームドコンセント」という概念が浸透するようになりました。これは、現在の症状から見て選択肢となる治療法の提案を行い、それを患者さんがしっかり理解し、納得できるまで丁寧に説明した上で治療を開始することを表します。

「なぜこの治療法なのか、なぜこの金額なのか」を理解しないと、総合的に判断してこの治療でいいのか不安になってしまいますよね。そうなると治療法を決めかねているうちに、どんどん症状が進行してしまいます。薬の必要性や、セルフケアの効果などもわからないと、自己判断で治療や薬の服用を途中でやめてしまうなど、効果が出にくくなるどころか、悪化してしまうケースがあります。
　そんな状況を避けるために、的確に現状を説明できる歯科医は「いい歯科医」といえるでしょう。

歯科治療でのインフォームドコンセントとは?

　歯科治療は専門的なものなので、どんな治療を行うのか説明されてもわかりづらいところがありますよね。

　虫歯を治すにもさまざまなアプローチがあります。進行具合を見て「歯を削るか、削らないか」など、患者さんの希望を聞いて判断します。このときに、患者さんが自分の歯の状態をよく理解していない状態でどんどん治療を進めて歯を削った場合「歯を削ってほしくないのに知らない間に削られてしまいショック」という状態になり、トラブルのもとになります。

　歯は、一度削ったら元に戻りません。後悔しない治療をするために、きちんと意思疎通ができる歯科医選びはマストでしょう。

　私は患者さんと歯科医は一生ものの長いお付き合いになると思っています。治療が完了したあとも、虫歯になる可能性はあり、治療したところのメンテナンスのためにも通院は必須だからです。どんな場合でも、トラブル予防の基本は歯磨きです。患者さんが歯磨きを好きになってくれるように情報交換などを行うことも歯科医の役目だといえるでしょう。私も患者さんへの事前説明はもちろんのことながら、患者さんからどんな些細なことでも相談いただけるような関係性を築けるよう日々の診療にあたっています。

　その他では「衛生管理を徹底している」こともいい歯科医院の特徴といえます。以前、タービンの使い回しが問題になりましたが、器具を滅菌して使用しているか（滅菌の袋に入っているか）をはじめ、診療室・待合室・トイレなどのこまめな掃除や換気を行っている歯科医を選びましょう。

Q3. 歯医者さんとの適切なコミュニケーションの取り方とは？

A. 技術は臨床で学びますが、コミュニケーション力は人それぞれ。会話＋αとして希望を紙に書くなどするといいと思います。

🦷 なにが起きているかをしっかり伝える

　一般的に、歯科医院で行うコミュニケーションは、歯科医が患者さんの歯の不調など困っていることを聞き出し、診断につなげるための問診や、治療方法を説明し、患者さんに同意を得るもの。この一連の流れを、研修医の間に先輩の歯科医師が行っているところを見たり聞いたりしながら学んでいくことがほとんどです。

　技術は学校で学びますが、コミュニケーションの仕方は先輩方を見て個人で学び取るほかないので、歯科医によって異なります。基本的にはコミュニケーションを主導していくのは歯科医師側で、患者さんの要望を聞き取る形になると思いますが、患者さん側で「いまいち説明がわからないな。治療をしてほしいところをうまくいえないな」と感じる人は、会話だけでなく紙に情報を書き出してみるのもひとつの手段です。

　私も過去に「治療後、出血があったが３日たったら収まった。治療後○日で右側の頬が痛み出した」など時系列で症状を記録し

た紙を患者さんが渡してくれたことがありました。非常にわかりやすく、診療の方向性を見定めるのに助かりました。

　例えば口内炎レベルでも、経過観察は大切なので行ってもいいと思います。虫歯だと「○○を食べたらしみた」などの些細なことでも構いません。情報は、あればあるほど理想的です。

　とくに、話すのが得意ではなく不安なことを言い出せなかったり、混んでいるときなど遠慮して相談しづらかったり、周りを気にする患者さんも多いので、紙に書いてみるのはいい方法だと思います。ご自身以外でも、お子さんが歯医者さんにかかっている場合は、症状を正しく伝えるためにも効果的ですので、可能であればぜひ実践してみてください。

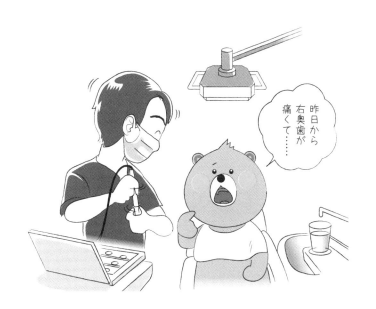

A. 治療途中に他院へ行かれると、治療方針の引き継ぎもできないままなので困ります。基本的にクリニックごとに方針が違うので、思わぬトラブルの可能性も。

いろいろな医院に通ってしまうのは……

　私たち歯科医にとって「困る」というわけではないのですが、患者さん側もリスクがあると考えられるのが「治療中に他院へ行くこと」です。

　ただ単に「虫歯」の治療でも、治療方法はいくつもあります。「保険適用内で行いたい」「歯を削りたくない」「できるだけ通院しないで治療を終えたい」「痛みがないほうがいい」など患者さんの本音をヒアリングして、たくさんある治療法のなかから最適なものを提案します。

　例えば、初期段階の虫歯は、削らずに歯垢のクリーニングをして、フッ素コーティングをして経過観察する治療法があります。しかし、その治療途中で他院へ行くと「虫歯になっているから」と、削るケースがあります。歯は、一度削ったら元に戻りません。なるべく自分の歯を残すことを優先的に考えて治療していたのに、あっけなく削られてしまうのです。いい歯科医は、その場しのぎ

の治療ではなく、一生自分の歯で噛めるような治療法を考えます。すべての歯で、噛み合わせ、見た目の美しさが保てるようにトータル的にベストな治療法はなにかと考えています。患者さんが納得している治療法なら問題ありませんが、患者さんもゼロから自分の状況や希望を話すのは、大変だと思います。ですから、基本的には１つの歯科医院で治療を済ませるほうがいいでしょう。

　とはいえ、例外はあります。
　たまたま行った歯科医院が「いまいちだ」と感じたなら無理に一人の歯科医にこだわる必要はありません。セカンドオピニオンとして、別の歯科医院を探すのもありです。なにより患者さんが気持ちよく治療できることが一番ですからね。
　また、人気の歯科医院は予約が１〜２ヶ月待ち、なかには３ヶ月待つところも実際にあったりします。次回の予約までに痛みが生じたなら、そのまま待つと症状が悪化する恐れがあるので、そうした場合は別の歯科医院へ行くのもいいと思います。

　逆に、歯科医にとってありがたい患者さんは、「こちらのアドバイスをしっかり聞いてくれる・予約時間を守る・歯のケアを行うなど治療に積極的な人」です。
　治療が完了しても、日々の歯磨きなどのケアをサボればまた虫歯になり、一から治療をしなければなりません。歯科医院の治療だけでは限界があるので、患者さんの努力は必要不可欠です。そのあたりを理解してくださると治療もスムーズに終わりますし、症状悪化も防げます。

Q5. 歯医者さんがおすすめする食べ方ってあるの？

A. 正しく咀嚼することは口周りの筋肉を使うため、歯並びと口元の印象にも影響します。

正しい咀嚼を理解する

　日々なにげなくしている食事ですが、食べ方によって口周りの筋肉、舌、歯などそれぞれ関係する部位が動いています。それにより顔の筋肉の位置や硬さが決まり、骨がやわらかい幼少期であれば歯並びにも影響します。また、よく噛んで食べることで消化しやすくなり、健康状態にもいい影響を与えます。

　並んでいる歯は、位置によってそれぞれの役目があります。その役目を果たしている食べ方が「正しい咀嚼」といえます。「正しい咀嚼」を改めて確認してみましょう。

　次ページの①～③を繰り返すことで、歯をまんべんなく使えて食べやすいはず。右側、左側など片方の歯ばかり使っているとそこだけ食べかすが残りやすく、虫歯リスクが高まります。また、咀嚼に連動して頬や唇の筋肉も使うので、片方だけ筋肉が発達し左右不均等な顎周りになる可能性もありますのでお気をつけください。

　正しい咀嚼は、歯を正しく使うだけでなく、他にもポイントがあります。

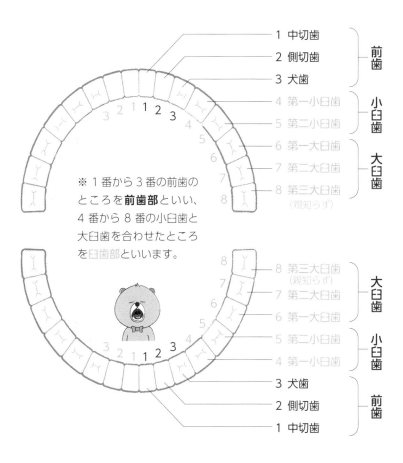

1 中切歯 ⎫
2 側切歯 ⎬ 前歯
3 犬歯 ⎭

4 第一小臼歯 ⎫
5 第二小臼歯 ⎬ 小臼歯

6 第一大臼歯 ⎫
7 第二大臼歯 ⎬ 大臼歯
8 第三大臼歯
（親知らず）

※ 1番から3番の前歯の
ところを**前歯部**といい、
4番から8番の小臼歯と
大臼歯を合わせたところ
を臼歯部といいます。

8 第三大臼歯 ⎫
（親知らず）
7 第二大臼歯 ⎬ 大臼歯
6 第一大臼歯 ⎭

5 第二小臼歯 ⎫
4 第一小臼歯 ⎬ 小臼歯

3 犬歯 ⎫
2 側切歯 ⎬ 前歯
1 中切歯 ⎭

① 1〜3番の前歯で食べ物を噛む
② 4番5番は、犬歯とも呼ばれ、歯根が深く力が入りやす
いので物が噛み切りやすい
③ 噛み切った食べ物を6〜8番の大臼歯（奥歯）で小さく
すり潰す。

正しい咀嚼のポイント

・**ひと口の量を大きくしすぎない**
　口に自然に入る大きさにすることで、咀嚼しやすくなる

・**大きなものは、前歯と犬歯で噛む**
　前歯で噛んだあとに、隣の犬歯は根っこが深いので、強い力で噛み切ることができます。その後、奥歯に食べ物を送るとスムーズです。

・**咀嚼中は口を閉じて、鼻呼吸をする**
　よく噛んで食べることで、歯・頬・口周りの筋肉を使うようにしましょう。口を閉じて食べると、唾液も出やすくなり口内環境にとってもいい影響を及ぼします。また食べものを細かくしてから飲みこむことで、喉にも負担をかけづらく、消化もしやすくなります。

　近頃見かけるお子さんの顔立ちで特徴的なのが、口が前へ突出しずっとお口が開いているお子さんです。口呼吸の子が多く、いつも口がポカーンと開いています。これは、だらしない印象を与えるだけでなく、口が開いていることで口内が乾燥するため細菌が発生しやすく虫歯にはもってこいの環境になってしまいます。

　日頃から、鼻呼吸を意識し、食事も口を閉じて食べるトレーニングをすることで、徐々に習慣にできると思いますので、今からはじめてみてください。

これは、大人も同様です。大人になると、なかなか食べ方を人から注意されませんので、自分で気づくことが大事です。

「口が乾く」「食事中よく食べこぼす」などがあったら口が開いているサインかもしれません。スマホを見ながら、テレビを見ながら食事をする前に、自分の食べ方に意識を向けてみましょう。

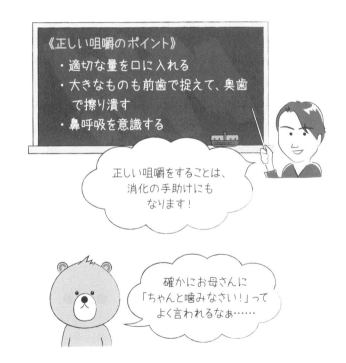

《正しい咀嚼のポイント》
・適切な量を口に入れる
・大きなものも前歯で捉えて、奥歯で擦り潰す
・鼻呼吸を意識する

正しい咀嚼をすることは、消化の手助けにもなります！

確かにお母さんに「ちゃんと噛みなさい！」ってよく言われるなぁ……

Q6. 病院の歯科や口腔外科は、なにをしているの？

A. 病院では医科の手術を行う前に歯のお掃除をしたり、抜けそうな歯がないかをチェックしたり、一般の歯科医院で処置できない重症の患者さんを診察しています。

歯科と口腔外科ってどう違うの？

　簡単に違いを説明すると、歯科は虫歯や歯周病の治療などが専門ですが、口腔外科は歯科に比べて治療範囲が広く外科手術も行うという特徴があります。

　歯科医院の看板をよく見てみると、「歯科」と「口腔外科」のどちらかが必ず書かれています。これは、治療できる範囲を表しているので、病院選びの参考にしてください。

　まず歯科に該当する医院の看板には「一般歯科」「矯正歯科」「口腔外科」「小児歯科」の４つが表示されています。治療内容は、虫歯や歯並び矯正など歯の組織の治療を行う医院です。

　それに対して口腔外科は、一般的には親知らずやインプラントの治療を行います。もっと専門的なものだと、「口腔がん」「顎関節症」なども取り扱います。

　しかし、親知らずであっても、あまりに深いなどリスクがともなうときに、全身麻酔で同時に４本抜歯するなどといった場合は大学病院で行うケースもあります。当院では、そのような治療の

場合でも静脈内鎮静（鎮静薬を静脈に点滴する方法）での抜歯も行っています。

スポーツをしていて、ボールが歯にあたって抜けた・欠けた場合などは口腔外科にて治療が可能です。また交通事故で顎や歯にトラブルが起きた場合も口腔外科にて治療が行えます。また、唾液や口内の粘膜の状態や血液検査のデータから全身疾患を診ることもあるため、口腔外科は内科的なこともできるといえるでしょう。

「周術期口腔ケア」とは？

最近、病院でも歯科のある施設が増えてきました。皆さんは「周術期口腔ケア」といった言葉を耳にしたことはありませんか。「周術期口腔ケア」とは手術前後にお口の掃除をしたり、抜けそうな歯を抜いたりと、お口の中の環境を整えるお手伝いをすることです。また、術後の回復に応じて往診を行うこともあります。「体のなかの一番最初の消化器」を口腔と習うお医者さんが増えてきました。だからこそ、一番最初の消化器である口が汚れていたら、具合が悪くなるということがわかってきました。

病院の手術は大半が全身麻酔で行われるため、口から管を挿入し、呼吸管理を麻酔科医が行います。口が汚れていると管に口のなかの細菌がついて、肺に細菌を持って行ってしまうことがあり、術後の肺炎のリスクが高まります。

また、入院中に顎が外れるなどのお口周りのトラブルへの対処を病院内で行うことで、お医者さんや看護師さんと連携して入院中の生活の質（QOL）を上げることにも貢献しています。

Q7. デンタルローンってなに？

A.

歯科治療に限定されたローン。返済回数を設定できるため余裕を持った支払いができます。

歯科治療に特化したローンを組むのも手段のひとつ

　歯科治療は、保険適用内で行えるもの、自費治療で行うものなど、さまざまあります。治療内容によっては高額な治療費になります。基本的には、患者さんの無理のない範囲での治療をおすすめしますが、前歯が抜けた場合などそのままでは生活に支障を及ぼす場合、やむを得ず高額になることもあります。また、生活に支障がなくても審美的にインプラントにしたい、セラミックにしたいというご希望もあるかと思います。

　そのときに高額だからと諦めずに、「デンタルローン」を契約するという選択肢もあります。デンタルローンは、歯科治療に限定されたローンのこと。信販会社が治療費を立て替え払いし、金利・手数料が加わった額を分割で返済していきます。

　デンタルローンは低金利で、クレジットカード払いの最大分割払いである24回以上の返済回数の設定が可能なため、余裕をもって支払いができます。月によって返済金額が調整できる「ボーナス払い」が可能なところがほとんどです。

一般的に連帯保証人は必要なく、ローン会社によりますが、だいたい 18 歳以上の安定した収入がある人は契約可能です。未成年の場合は、保護者の許可が必須となります。利用可能額は、だいたい 10 ～ 500 万円までと、比較的少額でも受け付けているのが特徴です。ローン会社によっては、クレジット支払いでポイントがつくなどのサービスもあります。

　デンタルローンを契約する場合は、クレジットカード契約と同様に審査があるため、専業主婦や学生の方は、連帯保証人が必要なケースもあります。

　また、デンタルローンは、「医療費控除」の対象内です。確定申告時に所得税から控除されますので、領収書など忘れずに保管しておきましょう。

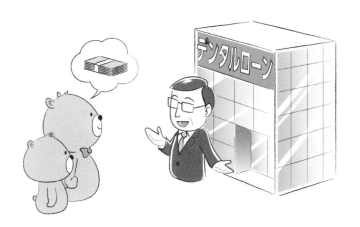

Q8. 歯医者さんはどうやって 免許を取っているの？

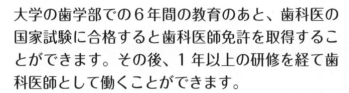

A. 大学の歯学部での6年間の教育のあと、歯科医の国家試験に合格すると歯科医師免許を取得することができます。その後、1年以上の研修を経て歯科医師として働くことができます。

🦷 歯科医師になってからが大切

　私たち歯科医は、通常は歯科大学や大学の歯学部で6年間の教育を受け、歯科医師国家試験に合格し、歯科医師資格（免許）を取得します。その後、1年以上の臨床研修を経て歯科医としてデビューします。厚生労働省の発表によると2021年度の国家試験の合格率は64.6％です。歯科医になりたいからといって全員が全員、簡単に合格できるわけではありません。

　実は、年々歯科医の数は多くなってきています。そういった現状を受けて、国家試験の難易度も高くなっているそうです。

　私たちは、大切な患者さんの歯の健康を預かっています。試験に合格しただけでは「いい歯科医」にはなれません。日々進んでいる歯科医療の研究をキャッチアップしたり、患者さんに向き合うなかで気づくことを大切にして、親しみやすく頼もしい歯科医であることを目指しています。

Q9. 若いうちに 歯を治したほうがいいの？

A. 加齢により歯がもろくなることで適用できない治療法が出てきますので、なるべく早めに治しておきましょう。早めに治しておいたほうが長い間、治療の効果を享受できます。

歯科治療にゴールはない

　誰でも年を取ると人体の機能が落ちてきて風邪や傷が治りにくくなりますよね。歯科治療も同じで、治療しても治りにくくなります。具体的には、腫れがなかなか引かなかったり、痛みが治まるのが遅かったりして治療が長期化します。

　虫歯治療だけでなく、歯並びの矯正をしておくと、食べ物が歯に詰まりにくくなり、詰まったとしても落としやすいため、虫歯や歯周病のリスクが軽減されます。また清潔に保ちやすくなるため、口臭予防にもつながります。

　歯は、おいしい食事を楽しむのに欠かせません。長い人生、いくつになっても食事は楽しみたいですよね。歯にトラブルがあると、噛む力が弱くなったり、口内炎がしみたりするなどして楽しめなくなってしまいます。お友達や家族と楽しい食事をするために、歯のトラブルは一日でも早く治しましょう！

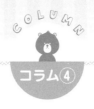

骨切りってなに？

顎の骨を歯や歯茎がついた状態で切り、移動させて上下のバランスや噛み合わせを正すための施術です。

★どうして骨切りをするの？

歯科矯正や美容・審美歯科においては、歯の白さや歯並びにこだわるだけでなく、笑顔など、顔全体のバランスなどを考えなければなりません。

顎の骨が著しく変形や突出していたり上下の大きさのバランスを欠いていたりする場合などは、顎の形を変えたり、移動させることによる外科的な施術が必要となることもあります。

ここでは代表的な骨切りの手法について説明します。

・下顎骨切り術

下顎に原因がある症状に用いられるもので、下顎を小さくする場合と、大きくする場合があります。下顎を分割し前方・後方など、顎を動かしたい位置まで移動させます。口の中の状態によっては、抜歯が必要な場合もあります。

下顎骨切り術は、のちに除去手術を行わずに済む「下顎枝矢状分割術」や神経を損傷するリスクを抑えられる「下顎枝垂直骨切り術」に分けられます。

・上顎骨切り術

　上顎に原因がある場合や、上下の顎の大きさに極端に差がある場合に用いられます。上顎の骨を奥歯と鼻を結ぶラインで切り、移動させ、プレートとネジを使って上顎を固定する手術です。

・前方歯槽骨切り術

　顎全体でなく、前歯部分だけに原因がある症例に用いられます。側方の歯を抜歯してできたスペースを活用し、骨ごと切り離した前歯を移動させます。

★治療の流れと期間の目安

　手術にあたっては全身麻酔を使用して行います。どの術式でも、術後は顎から首にかけてかなりの腫れを伴います。術前と術後には、矯正治療が必須となります。

　また、術前矯正前に虫歯等の治療をしておく必要もあるため、治療は口腔外科と矯正歯科とで行います。顎切で見た目を整えるだけでなく、トータルでの治療が必要となります。

　当院では、各領域の専門知識を持つエキスパートが多くいますので、患者さんそれぞれのに合わせて細かなニーズにも対応可能です。

　患者さんの顎顔面領域のお悩みに対して、歯科だけの目線ではなく、包括的に治療を提案して解決していくことを第一に考えています。

おわりに

　最後まで読んでいただき、ありがとうございます。一部専門的なお話にもなりましたが、歯科治療についての理解が深まったでしょうか。

「はじめに」でもお話ししましたが、歯は失ってはじめて大切さに気づく人がほとんどです。これまでお伝えした通り、トラブルの内容によっては治療に時間もお金もかかりストレスにもなります。どうかそれを少しでも軽減するようなアプローチを、施術以外でもしたいと思い、この本を出すことにしました。

　日々、私を頼って受診してくださる患者さん、スタッフのみんな、両親、家族、取引先の皆様、また恩師である獨協医科大学の川又均教授をはじめ、多くの方に支えられて、グループの代表を務めることができています。

　最後に念を押しますが、すべての歯のトラブルを防ぐのは「歯磨き」です。毎日の歯磨きが、あなたの将来の歯を救います。この本を読むことで、それだけでも心に残りますように。

　この本をお読みになって気づいたことをご自身で活かしていただき、ぜひお子さんやご家族など大切な方にもシェアしていただければ幸いです。

小谷　航